Intelligenza Emotiva

~

Capire le emozioni, analizzare il linguaggio del corpo e gestire rabbia e ansia.

Sviluppare l'empatia e trasformare il pensiero negativo per aumentare la fiducia in sé stessi.

Ted Goleman

INDICE

INTRODUZIONE 7

CAPITOLO 1. CAPIRE COS'È L'INTELLIGENZA EMOTIVA E SAPERE COME USARLA. .. 9

CAPITOLO 2. LINGUAGGIO DEL CORPO 17

CAPITOLO 3. EMPATIA 26

L'IMPORTANZA DELL'EMPATIA 31
COME SVILUPPARE L'EMPATIA NELLA TUA VITA QUOTIDIANA 34
CHE COS'È L'EMPATIA? 35
VARI TIPI DI EMPATIA... 35

CAPITOLO 4. GESTIONE DELLA RABBIA 47

RABBIA E SUOI EFFETTI... 49
RABBIA E SUA PSICOLOGIA.. 49
UN'EMOZIONE SOSTITUTIVA 50
RABBIA, COSTI E BENEFICI: EMOTIVO, SOCIALE E SANITARIO 51
GESTIRE LA TUA RABBIA.. 52
DIECI SUGGERIMENTI PER LA GESTIONE DELLA RABBIA.......................... 52

CAPITOLO 5. ANSIA...55

CAPITOLO 6. FIDUCIA IN SÉ STESSI...57

COME MISURARE IL TUO LIVELLO DI FIDUCIA.. 59
TOCCA LA TUA FIDUCIA INTERIORE.. 59
CATTURA I TUOI MOMENTI DI GLORIA... 59
GESTISCI LE TUE PREOCCUPAZIONI.. 60
ABBANDONA LE ABITUDINI CHE DISTRUGGONO LA FIDUCIA IN SÉ STESSI 62

CAPITOLO 7. PERCHÉ IL PENSIERO NEGATIVO PUÒ SALVARE LA NOSTRA VITA.....64

CAPITOLO 8. AUTOCOSCIENZA 70

VANTAGGI DELL'AUTOCOSCIENZA.. 71
COME RAFFORZARE L'AUTOCOSCIENZA 74

CAPITOLO 9. SVILUPPA IL TUO EQ...79

COMPETENZE RICHIESTE PER LO SVILUPPO DEL TUO EQ......................... 79
COME SVILUPPARE IL TUO EQ.. 82

COME AUMENTARE LA TUA INTELLIGENZA EMOTIVA E DOMINARE LE TUE EMOZIONI 85

CAPITOLO 10. METTI A FRUTTO L'EI NELLE RELAZIONI E NEI LUOGHI DI LAVORO.91

PERCHÉ L'INTELLIGENZA EMOTIVA È MIGLIORE DELL'INTELLIGENZA COGNITIVA 103

CAPITOLO 11. CREDENZE E INTELLIGENZA EMOTIVA 117

IL NOSTRO COMPORTAMENTO E I NOSTRI SENTIMENTI SONO GUIDATI DALLE NOSTRE CREDENZE 119

RICONOSCI LE CREDENZE NON REALISTICHE, OBSOLETE O INEFFICACI USANDO L'INTELLIGENZA EMOTIVA 119

ECCO I MODI PER SCOPRIRE LA TUA CONVINZIONE, RIPENSARLA E ADATTARLA IN MODO DA ELIMINARE LE EMOZIONI NEGATIVE 120

GESTISCI CREDENZE INCOMPATIBILI CON L'INTELLIGENZA EMOTIVA 120

CAPITOLO 12. IL POTERE DELL'INFLUENZA 123

CONCLUSIONI 135

Introduzione

S viluppare la tua intelligenza emotiva ti aiuterà a gestire le tue emozioni. L'intelligenza emotiva ci consente di imparare a controllare le nostre emozioni attraverso quattro pilastri principali: autocoscienza, autogestione, consapevolezza sociale e gestione delle relazioni. Costruendo queste quattro categorie, sei in grado di assumere il controllo delle tue emozioni.

Questo libro non solo spiegherà cos'è l'intelligenza emotiva, ma si immergerà nei suoi benefici e nei quattro pilastri. Ogni pilastro ha il suo capitolo all'interno di queste pagine in modo da poter raggiungere il tuo pieno potenziale. Imparerai anche perché le emozioni contano. Perché è così importante prestare attenzione alle tue emozioni? In che modo le tue emozioni possono aiutarti a realizzare il lavoro dei tuoi sogni? La realtà è che le organizzazioni sono alla ricerca di dipendenti che dimostrino forti capacità di intelligenza emotiva rispetto all'intelligenza elevata. Inoltre, imparerai a conoscere i vari effetti dell'intelligenza emotiva, come il modo in cui influenza la tua salute mentale e fisica.

L'auto-consapevolezza ti aiuterà a conoscere te stesso attraverso le tue emozioni. Ti concentrerai sull'apprendimento dei trigger (fattori scatenanti) in modo da poter modificare le tue emozioni e ottenere il controllo. Leggerai i vantaggi dell'autocoscienza, come diventare più consapevole, motivato e fissare dei limiti. L'autogestione si concentra sull'imparare a gestire le tue emozioni. Attraverso questo pilastro, apprendi le tecniche in modo da poter raggiungere il tuo pieno potenziale. Imparerai a conoscere vari modi in cui puoi rafforzare le tue capacità di autogestione, come sviluppare l'autodisciplina, l'importanza dei pensieri utili e come controllare i tuoi impulsi.

Una volta che avrai compreso le tue emozioni, imparerai a conoscere la consapevolezza sociale. Questo è quando inizi a capire come si sentono le altre persone. Ad esempio, lavorerai sulla costruzione delle tue capacità empatiche in modo da poter aiutare le persone a superare gli ostacoli. Infine, sarai in grado di comprendere questi quattro pilastri e concentrarti sulla gestione delle relazioni. Quindi potrai apprendere tecniche che ti aiuteranno a rafforzare le relazioni, siano esse con i tuoi colleghi, amici o familiari.

Quando sei empatico, sei in grado di mettere da parte i tuoi sentimenti e concentrarti sull'altra persona. Allo stesso tempo, non devi ignorare le tue emozioni. Vuoi sempre assicurarti di prenderti cura di te stesso perché questo ti aiuterà a prenderti cura delle altre persone. Sebbene l'empatia non sia considerata un pilastro di questo libro, è ampiamente discussa. È importante comprendere l'empatia in quanto è un fattore essenziale dell'intelligenza emotiva.

Capitolo 1

Capire cos'è l'intelligenza emotiva e sapere come usarla.

L'intelligenza emotiva è diventata popolare negli ultimi due decenni. Le persone utilizzano queste informazioni per rafforzare le proprie capacità lavorative e migliorare le proprie capacità relazionali. Allora, cos'è l'intelligenza emotiva?

Spiegazione dell'intelligenza emotiva

La definizione di intelligenza emotiva, è piuttosto semplice. L'intelligenza emotiva altrimenti definita EI (dall'inglese Emotional Intelligence) implica la tua capacità di comprendere le persone, ciò che le motiva, le loro emozioni, i loro sentimenti e di lavorare insieme con loro. EI coinvolge anche le tue emozioni e come le capisci e le riconosci. Sarai in grado di identificare i diversi sentimenti che provi e dare loro un'etichetta adeguata. L'EI ti permetterà di sviluppare la tua capacità di usare le informazioni per capire come pensi e come ti comporti, e la tua capacità di gestire il modo in cui ti senti per adattarti all'ambiente intorno a te. L'EQ, che è quoziente emotivo e misura la tua intelligenza emotiva, è ritenuto da molti esperti più prezioso del QI (quoziente intellettivo) di un individuo. L'EQ di una persona può prevedere il successo, la qualità della relazione e la felicità in generale.

Esistono tre modelli di intelligenza emotiva. Ogni modello guarda EI da un'angolazione diversa.

Modello di abilità

Il modello di abilità copre il modo in cui percepisci l'emozione, come usi l'emozione per i processi di pensiero e come comprendi le emozioni in modo da poterle regolare per la crescita personale. All'interno del modello di abilità, ci sono quattro parti:

Emozioni percepite

Come stai usando volti, immagini e voci per capire le emozioni di qualcuno? Quando guardi questa parte del modello di abilità, questa è la parte più basilare dell'EI, perché per elaborare le emozioni devi prima essere in grado di identificarle o rilevarle.

Usare le emozioni

Hai mai pensato di prendere il potere che le tue emozioni ti danno e di usarle nel tuo processo di pensiero e nella risoluzione dei problemi? Se hai un'intelligenza emotiva elevata, capisci come utilizzare appieno le tue emozioni in modo da poter trarre il meglio da ogni situazione a portata di mano. Comprendi anche l'importanza di controllare le tue emozioni e le usi per trarne beneficio.

Capire le emozioni

Capisci il linguaggio emotivo delle persone intorno a te? Comprendere le emozioni è semplice. Tutto ciò che comporta è essere sensibili alle variazioni delle emozioni delle persone, non importa quanto lievi, ed essere in grado di riconoscere e verbalizzare come queste emozioni cambiano col passare del tempo. Puoi capire il linguaggio emotivo di un individuo e te stesso.

Gestire le emozioni

Ti capita mai di essere sopraffatto dalle emozioni che provi e scopri che questa sensazione prenderà il sopravvento sulla situazione? Essere in grado di regolare le tue emozioni è una parte importante di EI. Per essere una persona emotivamente intelligente, devi capire come sfruttare le tue emozioni e regolarle per i tuoi obiettivi. Devi capire la relazione tra emozioni negative e stimolo motivazionale e vedere il legame tra questi due che ti permetterà di raggiungere i tuoi obiettivi. Questo particolare modello è stato criticato e si è affermato che non ha alcuna validità sul posto di lavoro. Il vantaggio del modello di abilità è che l'individuo ha la capacità di confrontare e confrontare le prestazioni di un individuo con le prestazioni standard. Il modello di abilità non si basa sulle dichiarazioni descrittive di sé stesso. Il modello di abilità misura la tua EI in un test simile a un test di QI basato sull'abilità. Il test valuterà la tua abilità per ciascuno dei rami menzionati sopra e ti darà un punteggio totale. La cosa interessante del punteggio di un test di abilità è che non ci sono risposte obiettivamente corrette.

Modello misto

Daniel Goleman ha introdotto il modello misto nel 1995. Il suo modello ha cinque costrutti principali, tra cui autocoscienza, autoregolazione, abilità sociale, empatia e motivazione. Ciascuna delle sue categorie ha diverse competenze emotive che vengono apprese e sviluppate. Le

11

competenze emotive non sono qualcosa con cui sei nato, e questo va di pari passo con la mentalità della crescita. Goleman stabilisce che le persone nascono con un'intelligenza emotiva generale, ma affinché EI sia efficace, queste competenze devono essere sviluppate e affinate nel tempo. Il suo modello misto è stato criticato e ritenuto inutile, anche se numerosi rapporti mostrano l'efficacia di questo modello sul posto di lavoro. Il modello misto utilizza due strumenti per la misurazione: l'inventario delle competenze emotive o ICE e la valutazione dell'intelligenza emotiva. L'ICE è stato creato nel 1999 con una versione più recente sviluppata nel 2007. Questo inventario consente di misurare il comportamento all'interno delle competenze emotive e sociali. La valutazione dell'intelligenza emotiva è stata creata nel 2001. Questa valutazione consente a un individuo di fare un auto-rapporto o una valutazione a 360 ° di sé stesso.

Modello di tratto

Il modello di tratto è stato sviluppato negli ultimi anni ed è stato descritto in numerose pubblicazioni. Il modello di tratto si riferisce alle idee della propria capacità emotiva. Viene misurato mediante auto-rapporto piuttosto che confrontando le capacità effettive. Il modello di tratto è inteso come uno strumento per indagare il quadro della personalità di un individuo. Questo è un modello generalizzato.

Storia dell'intelligenza emotiva

Il termine intelligenza emotiva era un articolo pubblicato da Michael Beldoch nel 1965. Nel 1966, EI fu usata e menzionato in un documento di B. Leaner, intitolato "Intelligenza emotiva ed emancipazione".

Wayne Payne ha scritto una tesi di dottorato intitolata "A Study of Emotion: Developing Emotional Intelligence" nel 1985. Nel 1987, il termine EQ o quoziente emotivo è stato usato in un articolo che è stato scritto da Keith Beasley, che è stato presentato nella British Mensa rivista.

Stanley Greenspan ha sviluppato un modello che ha permesso di descrivere meglio EI e l'anno dopo, Peter Salovey e John Mayer sono stati gli editori.

Daniel Goleman ha pubblicato un libro nel 1995 che ha presentato per la prima volta l'intelligenza emotiva per le masse. Questo libro è stato molto criticato, anche se ci sono stati numerosi rapporti sull'utilità dell'EI sul posto di lavoro.

Perché è importante l'intelligenza emotiva?

L'intelligenza emotiva non è solo per le persone che lavorano a stretto contatto con gli altri e hanno bisogno di interagire e comunicare spesso. Quando osservi i benefici o l'importanza dell'intelligenza emotiva, inizi a capire quanto sia essenziale avere una vita equilibrata. Diverse aree della tua vita sono influenzate dalla tua intelligenza emotiva.

Salute fisica

Quanto riesci a prenderti cura del tuo corpo? Qual è la tua capacità di gestire il tuo livello di stress? Queste abilità sono legate alla nostra intelligenza emotiva. Per essere in grado di mantenere una salute dignitosa e gestire efficacemente lo stress, dobbiamo prendere coscienza del nostro stato emotivo e portare anche alla luce le reazioni che abbiamo allo stress che viviamo.

Benessere mentale

La nostra EI ha un enorme impatto sull'atteggiamento che abbiamo e sulle prospettive della vita che abbiamo. Quando siamo consapevoli delle nostre emozioni, l'ansia può essere ridotta e la depressione e gli sbalzi d'umore possono essere evitati. Quando provi un alto livello di intelligenza emotiva, hai più probabilità di avere un atteggiamento positivo ed essere più ottimista sulla tua visione della vita.

Le relazioni

Comprendere le nostre emozioni oltre a essere in grado di gestirle, ci consente di comunicare ciò che proviamo in modo più efficace. Quando sarai in grado di comunicare in modo più efficace, le tue relazioni ne trarranno beneficio. EI ti aiuta a comprendere i bisogni e i sentimenti, nonché le risposte che ci consentono una relazione più forte e più soddisfacente.

Risoluzione del conflitto

Empatizzare con un'altra persona ed essere in grado di identificare le proprie emozioni ti consente di avere un vantaggio, evitando i conflitti prima che inizino o risolvendoli più facilmente e rapidamente. La negoziazione è più facile quando capisci di cosa hanno bisogno e desiderino gli altri. Se riusciamo a identificare quello che vogliono gli altri, è più facile dare loro quello che vogliono.

Successo

Le motivazioni interne che abbiamo dentro di noi sono più forti quando abbiamo un'intelligenza emotiva più elevata. Quando questi motivatori vengono rafforzati, abbiamo la capacità di ridurre la procrastinazione, migliorare la nostra autostima e aumentare la nostra capacità di raggiungere i nostri obiettivi. Alcuni retaggi mentali migliorano, le battute d'arresto sono più facili da superare, la nostra prospettiva diventa più resistente man mano che rafforziamo la nostra EI.

Comando

I leader comprendono come motivare le persone e costruire legami con gli altri. Il leader efficace, è una persona consapevole delle esigenze dei suoi dipendenti e delle persone che sta guidando. Chi ha una maggiore intelligenza emotiva sarà in grado di costruire una squadra più forte. Questa persona lo farà utilizzando la diversità emotiva dei membri.

Rendimento scolastico

Le persone che hanno un'intelligenza emotiva più elevata sperimentano più successo a scuola, anche se i voti di solito non sono più alti.

Più autocompassione

Se sei emotivamente intelligente, sarai in grado di capirti meglio. Prenderai decisioni migliori quando le tue emozioni e la tua logica saranno combinate. Quando sarai più consapevole delle tue emozioni, proverai l'autorealizzazione.

L'intelligenza emotiva è legata a tutta la nostra vita. Espandendo e migliorando la tua intelligenza emotiva, sperimenterai un miglioramento delle tue relazioni, della tua carriera e della tua autostima.

Investendo nel migliorare te stesso, stai inavvertitamente investendo in quelli che ami. Imparerai a leggere le persone intorno a te e imparerai anche a leggere le emozioni che gli altri provano. Inoltre, puoi diventare più consapevole di chi sei e ottenere un migliore senso della tua identità.

Capitolo 2

Linguaggio del corpo

I n questo capitolo, esamineremo in modo approfondito il linguaggio del corpo e come è possibile iniziare rapidamente a metterlo in pratica. Ancora più importante, questo capitolo riguarda il concentrarsi su comportamenti sia negativi che positivi in modo da poter trovare un approccio equilibrato nel modo in cui ti comporti mentre analizzi gli altri.

Come affermato in precedenza, il linguaggio del corpo è uno degli aspetti più importanti su cui puoi concentrarti quando cerchi di migliorare le tue capacità comunicative generali. Ciò significa che i tuoi indizi di comunicazione non verbale, attraverso i tuoi movimenti, i gesti e le espressioni facciali possono lasciare molto più di quanto tu possa aver inteso nelle tue parole.

Ora, forse la cosa più importante, a cui puoi prestare attenzione quando si tratta del linguaggio del corpo, è la tua postura. Questo è molto trascurato quasi da tutti. Non presti davvero attenzione alla tua postura finché qualcuno non lo fa notare. Forse qualcuno ti farà notare che sei troppo curvo o che ti stai sdraiando mentre sei seduto.

Inoltre, potresti iniziare a prestare attenzione alla tua postura quando senti dolore al collo, alla schiena e alle spalle quando sei seduto troppo a lungo. Quando inizi a prestare attenzione alla tua postura, potresti essere già bloccato in alcune cattive abitudini quando si tratta di stare seduti e in piedi.

Per le persone più alte, la postura tende a diventare un problema poiché garantire una postura corretta non è sempre qualcosa di facile da mantenere. Tuttavia, quando si tratta di abilità comunicative, la corretta postura è uno di quegli elementi di cui devi essere sempre consapevole.

Vediamo un esempio di come la postura gioca un ruolo chiave nella comunicazione.

Durante un colloquio di lavoro, il 99,9% delle volte ti siederai ad un certo punto, durante il colloquio. Ora, la maggior parte degli allenatori ti dirà di sederti dritto e mettere le mani sul bordo del tavolo o della scrivania. Se ti capita di mettere le mani troppo lontano nella scrivania dell'intervistatore, stai invadendo il loro spazio personale. Se poni il palmo della mano su un tavolo, potrebbe essere preso come una posizione nervosa. Se sei troppo rigido, allora potresti essere visto come eccessivamente teso o forse ansioso. Se ti pieghi troppo, allora potresti essere visto come disinteressato o addirittura irrispettoso.

Allora, dov'è l'equilibrio?

L'equilibrio sta nel sedersi come un normale essere umano. Se hai le spalle quadrate, ma rilassate (gomiti fuori dal tavolo, è solo una questione di etichetta) e le tue mani si muovono un po' durante la conversazione, sembrerai molto più rilassato e calmo invece di cercare di essere "perfetto".

Il messaggio sottostante in questo esempio è naturale. Gli umani trasmettono fiducia, fiducia e rispetto in una postura naturale. Se esageri in una posizione eretta, sembrerà di essere troppo teso. Se lasci le spalle troppo inclinate, potresti essere del tutto respinto.

Ma non preoccuparti. Se ti sembra troppo difficile, tutto ciò che devi fare è esercitarti.

Una buona regola empirica è quella di posizionare la parte bassa della schiena infilata nella parte posteriore della sedia. In questo modo, c'è un leggero spazio tra la parte superiore della schiena e la parte superiore dello schienale della sedia. Fallo e ti assicurerai una postura corretta. Ricorda solo di muoverti un po' ogni tanto. Questo ti farà sembrare rilassato. Altrimenti, una posizione robotica potrebbe avere l'effetto opposto.

Come si applica alle persone reali?

Pensaci per un secondo. Stare con le spalle cadute è quasi sempre una posizione scomoda e difensiva. La persona potrebbe essere sinceramente timida o solo nervosa. In entrambi i casi, stai affrontando una persona in una posizione protettiva.

Un altro segno rivelatore del posizionamento difensivo è l'incrocio di braccia e gambe. Queste sono posizioni istintive che vengono utilizzate per proteggere i tessuti molli situati sotto la gabbia toracica, principalmente l'area addominale e l'area inguinale. Ogni volta che incontri una persona in tali posizioni, puoi essere relativamente certo che nascondono qualcosa o si proteggono da una minaccia percepita.

19

Ora, potresti non aver segnalato potenziali minacce a questa persona, ma solo il posizionamento dell'individuo ti darà un'indicazione di ciò che sentono e pensano in quel momento. Se stai cercando di ottenere un vantaggio su quella persona, allora sei in una buona posizione per farlo.

D'altra parte, se ti senti minacciato o addirittura vulnerabile (per qualsiasi motivo), ricorda di tenere le spalle quadrate e la testa in alto. Questo segnalerà alla tua controparte che sei provocatorio anche se ti senti a disagio.

Il posizionamento della testa è sempre un ottimo indizio contestuale.

Una posizione naturale della testa è avere il mento rivolto verso l'alto e in avanti. Durante una conversazione, questo posizionamento della testa ti segnala che il tuo interlocutore sta ascoltando quello che stai dicendo. Certo, è naturale spostare la testa ogni tanto. Come esseri umani, non possiamo mantenere il contatto visivo per troppo tempo. Inoltre, diventa strano se fissi semplicemente una persona per troppo tempo.

Tuttavia, fissare una persona con uno sguardo non minaccioso può segnalare attrazione, ammirazione o interesse genuino. Nel caso dell'attrazione, fissare le labbra e la bocca di una persona sono segnali netti che si è attratti da loro.

Un avvertimento: se una persona ti fissa semplicemente senza reagire a ciò che stai dicendo, potrebbe significare semplicemente che non presti attenzione a ciò che stai dicendo. Ecco perché è importante coinvolgere il tuo interlocutore, sia con segnali verbali come domande, sia con segnali non verbali come usare le mani mentre parli.

Se ti capita di rimanere in piedi, presta attenzione al modo in cui l'interlocutore si trova. Se sono in piedi davanti a te mentre parli, anche se ogni tanto girano o muovono la testa, puoi star certo che stanno prestando attenzione. Tuttavia, se il tuo interlocutore ha spostato il suo peso da un lato, o forse si è accasciato contro un muro, allora potresti essere di fronte a qualcuno che sta cercando di abbatterlo.

Perché?

Le persone si distrarranno piuttosto che prestare attenzione a ciò che hai da dire. Durante una negoziazione, potresti scoprire che qualcuno che è riluttante a sollevare la testa nella tua direzione potrebbe segnalare la sua posizione scomoda. Quindi, se ti accorgi che la tua controparte non è disposta a guardarti direttamente, allora potresti essere in una posizione migliore di quanto pensassi.

Per quanto riguarda il contatto visivo, è importante tenere presente che il contatto visivo evasivo è una chiara indicazione che qualcosa sta succedendo. In un contesto romantico, la mancanza di contatto visivo può segnalare che la persona è attratta da te, ma forse riluttante ad aprirsi. Ciò potrebbe richiedere un ulteriore sforzo per aiutare quella persona a sentirsi più a suo agio.

Certo, ci sono persone naturalmente timide che si vergognano a stabilire un contatto visivo. Tuttavia, la capacità di mantenere un contatto visivo è qualcosa che puoi iniziare. Al fine di evitare di far sentire gli altri strani o imbarazzati, puoi iniziare il contatto visivo ma ritirarti non appena vedi il tuo interlocutore allontanarsi. Man mano che si sentiranno più a loro agio con te, si sentiranno in dovere di incontrare il tuo sguardo.

Nel mondo degli affari, il contatto visivo è visto come un tratto di persone autentiche.

Pensa a questa situazione.

Hai a che fare con un venditore che ti offre un prodotto o servizio. Se sono riluttanti a incontrare il tuo sguardo, allora potresti pensare che questa persona non sia affidabile. Potrebbero esserci segnali che indicano un pericolo. Dopo tutto, perché un venditore dovrebbe evitare di incontrare il tuo sguardo?

Allo stesso modo, se questo venditore non smette di fissarti, allora potresti sentirti intimidito. Ecco perché i migliori venditori incontreranno l'aspetto dei loro clienti con sincerità e spesso con un sorriso. I migliori venditori imparano quando coinvolgere i propri clienti e quando ritirarsi.

Forse la cosa più importante da evitare è rivolgere alla gente uno sguardo vuoto. Questo accade quando non sei interessato o semplicemente non capisci cosa sta dicendo l'altra persona. Se sinceramente non capisci cosa sta succedendo, potrebbe essere meglio farlo sapere al tuo interlocutore. Questa è una di quelle pratiche che servono a promuovere la fiducia tra le parti.

In un ambiente di conversazione pubblica, il contatto visivo è fondamentale per trasmettere il tuo messaggio. Mentre potrebbe essere difficile impegnarsi in un contatto con il tuo pubblico, almeno la parvenza del contatto visivo aiuterà il tuo pubblico a relazionarsi con il tuo messaggio.

Ora, potresti pensare ad alcuni discorsi famosi di amministratori delegati, dirigenti e altri leader aziendali che sfilano sul palco senza coinvolgere attivamente il loro pubblico. Il motivo per cui se la cavano è che sono genuini nel modo in cui parlano e hanno una conoscenza approfondita della materia. Se ti capita di essere così ben informato sull'argomento di cui stai parlando, allora hai buone possibilità di cavartela con questi discorsi. Tuttavia, con un pubblico più piccolo e uno spazio più ridotto, ti sarà difficile cavartela. Quindi, puoi impegnarti in un contatto visivo guardando i volti delle persone senza fissarli negli occhi. Questo eviterà di farti buttare fuori gioco.

Mentre ci si sposta sul palco, un aspetto molto importante da tenere a mente è il nervosismo. Mentre l'agitarsi può essere un segno del sistema nervoso utilizzato per mantenere un individuo sveglio, è più probabile che risulti un'indicazione di nervosismo per la tua controparte. Se sospetti che ciò avvenga, è importante capire se ciò può servire ai tuoi obiettivi o ostacolare i tuoi sforzi.

Quindi, è importante per te continuare ad agitarti il meno possibile. Certo, è perfettamente normale muoversi. I movimenti dovrebbero essere naturali e fluire con la conversazione. Tuttavia, movimenti eccessivi, specialmente con le gambe seduti, possono far sentire gli interlocutori a disagio. Questo può essere interpretato in due modi: la tua controparte potrebbe non sentirsi interessata a ciò che hai da dire, oppure potrebbe capire che sei a disagio per qualcosa. In una trattativa, l'ultima cosa che vuoi è sembrare che tu sia a disagio.

Ad esempio, la maggior parte dei giocatori di poker, mentre giocano cercano di non far capire attraverso lo sguardo le loro intenzioni. Usano questa posizione per distogliere l'attenzione da sé stessi e quindi capire i loro avversari. Alcune persone sono brave a farlo mentre altre no.

Se sei il tipo di persona che tende a sussultare ogni volta che sente qualcosa che non ti piace, allora dovresti prendere in considerazione l'idea di avere più controllo sulle tue espressioni. Dopotutto, potresti dare un'idea sbagliata ai tuoi interlocutori. Solo perché non ti piace qualcosa non significa che devi renderlo noto agli altri.

Allo stesso modo, le reazioni eccessive di gioia possono sembrare un po' esagerate. Ancora una volta, l'emozione è cruciale per interazioni di successo con gli altri. Ad esempio, se ti viene detto che hai ottenuto il lavoro di un'intervista, va benissimo sorridere e mostrare il tuo apprezzamento. Mantenere una faccia seria non invierà il segnale giusto al tuo intervistatore.

Durante un appuntamento, per esempio, potresti evitare di sorridere troppo. Certo, potresti uscire con il ragazzo o la ragazza dei tuoi sogni, ma esagerare potrebbe mettere a disagio l'altra persona. Al contrario, se non mostri alcun tipo di emozione, potresti inviare segnali contrastanti. L'altra persona potrebbe avere la sensazione che non ti piaccia e quindi mandare a monte l'appuntamento.

Se ti capita di ritrovarti con una persona che è riluttante a esprimere le emozioni, allora potresti provare a suscitare delle risposte emotive. Ad esempio, potresti provare a sorridere un po' di più. Forse potresti provare a guardarli negli occhi. Certo, potrebbe non essere facile, ma almeno stai facendo uno sforzo per rompere il ghiaccio.

In definitiva, il linguaggio del corpo, come tutte le comunicazioni non verbali, è radicato nella nostra istintiva necessità di comunicare ciò che sentiamo veramente. Quindi, ti incoraggio a prestare molta attenzione alle tue interazioni. Ci sono allenatori a cui piace filmare i propri allievi mentre interagiscono con gli altri. Questa prospettiva in terza persona può aiutarti a capire meglio come stai comunicando, come puoi ottenere informazioni più approfondite sul tuo stile personale e, di conseguenza, come modificare i tuoi gesti.

Capitolo 3

Empatia

L a consapevolezza è la capacità di percepire con precisione i tuoi sentimenti, qualità, vincoli, attività e vedere come questi influenzano gli altri intorno a te.

1. Consapevolezza

Vantaggi:

Migliora la probabilità che tu ti occupi e utilizzi con successo di input preziosi. Conoscendo le tue qualità e le tue carenze puoi migliorare la presentazione della tua associazione, ad esempio, puoi assumere persone che si comportano bene in territori in cui operi.

Sviluppa consapevolezza da:

Tenere un diario delle circostanze che hanno attivato in te sensazioni fastidiose, ad esempio indignazione, meditazioni e pratiche durante quelle circostanze. Con questi dati, puoi inquadrare una comprensione dei tuoi sentimenti e delle tue risposte e lavorare verso l'auto-orientamento. Accettare input da parte dello staff, in quanto ciò può mostrare come gli altri ti vedono e allo stesso modo ti indirizza verso soluzioni mirate.

2. Auto-orientamento

L'auto-orientamento ti consente di affrontare con astuzia i tuoi sentimenti e le tue forze motrici, appari o controlli determinati sentimenti facendo affidamento su ciò che è essenziale e vantaggioso per la circostanza. Ad esempio, invece di urlare ai tuoi lavoratori, puoi scegliere a quali incarichi possono essere designati.

Vantaggi:

L'auto-orientamento acquisisce il rispetto e la fiducia.

Utile quando ci si adegua al cambiamento.

Ti consente di rispondere giudiziosamente.

Sviluppa l'auto-orientamento da:

Assumersi la responsabilità in caso di errori commessi. Al contrario di accusare gli altri, ammetti che la colpa è tua. Ti sentirai meno dispiaciuto e il tuo gruppo ti considererà per questo. Reagire alle circostanze senza intoppi poiché la tua corrispondenza è sempre più avvincente quando sei in questo stato e questa inclinazione si diffonderà ad altre persone. Le procedure di respirazione, ad esempio la respirazione controllata, possono essere una pratica utile.

3. Simpatia

Per avere metodi comprensivi puoi distinguere e comprendere i sentimenti degli altri, ad esempio immaginandoti nella posizione di un'altra persona.

Vantaggi:

Ti dà una comprensione di come si sente un individuo e perché è convinto a raggiungere un particolare obiettivo. Pertanto, la tua empatia e la tua capacità di aiutare qualcuno aumenta poiché reagisci in modo mirato alle sue preoccupazioni.

Particolarmente utile nel trasmettere input utili.

Essere comprensivi mostra al tuo gruppo che gli concedi un pensiero. Ad esempio, se un capo risponde indignato dopo aver scoperto che un suo collaboratore è arrivato in ritardo a causa di un problema familiare, il gruppo probabilmente sarà contrariato nei confronti del capo. Sarebbe invece ideale, per il capo, comprendere e concordare un piano di lavoro con il lavoratore, dandogli magari la possibilità di fare delle ore extra per far sì che completi il proprio lavoro. I collaboratori ti considereranno di più e in tal senso migliorerà anche il loro lavoro.

Per creare empatia:

Immaginati nella posizione di un'altra persona. Indipendentemente dal fatto che non abbiate riscontrato una circostanza analoga, ricordate una circostanza in cui avete sentito una sensazione simile che il vostro collaboratore sta vivendo. Lavora per sintonizzarti con i tuoi collaboratori senza intrometterti. Guarda i tuoi lavoratori e cerca di capire come si sentono.

Non trascurare mai i sentimenti dei tuoi lavoratori, ad esempio, se un collaboratore sembra sconvolto, affrontalo e comprendilo

Cerca sempre, prima di capire e successivamente sviluppare un giudizio. Ad esempio, potresti inizialmente sentirti irritato nei confronti di un lavoratore che sembra freddo e imparziale. Tuttavia, dopo aver scoperto gli effetti negativi del suo disagio, potresti sentirti più riflessivo. Per sviluppare la tua empatia mantieni aperta la tua comunicazione non verbale e controlla la tua voce per mostrare la tua verità.

4. Ispirazione

L'essere stimolati comprende l'avere una carica da ciò che fai, andare nella direzione del raggiungimento dei tuoi obiettivi e non essere persuaso dal denaro o da altro.

Vantaggi:

- Riduce la probabilità di ritardo.

- Sviluppa la gestione della paura.

- Ti stimola indipendentemente dal fatto che tu abbia difficoltà.

- Ti concentra sul raggiungimento dei tuoi obiettivi.

- Si diffonde al gruppo.

Per espandere la tua ispirazione:

Tieni a mente per quale motivo stai assumendo questo impegno, pensa al motivo per cui all'inizio ne avevi bisogno. Stabilisci nuovi obiettivi nel caso in cui tu ne abbia bisogno. Rimani idealista alla luce del fatto che per essere persuaso devi esserne certo. In ogni caso, quando c'è una sfortuna o un test, distingui un fattore positivo, c'è praticamente sempre.

Per espandere l'ispirazione dei tuoi lavoratori chiarisci perché sono significativi, questo darà loro un senso di direzione.

5. Abilità sociali

Le capacità sociali di successo comprendono la supervisione delle connessioni in modo tale da favorirne l'associazione.

Vantaggi:

Le attitudini sociali di successo ti inducono a costruire affinità con i tuoi lavoratori e ad acquisire la loro stima e affidabilità. I collaboratori confideranno in te.

Nel momento in cui cooperate con i vostri lavoratori, potete distinguere l'approccio più ideale per soddisfare le loro esigenze individuali e riconoscere come le loro capacità possono essere utilizzate per raggiungere gli obiettivi prefissati. Il personale si sentirà bene, mostrandoti i loro piani e parlando delle loro preoccupazioni.

Migliora le abilità sociali di:

Costruire le tue capacità relazionali. Possono sorgere problemi se c'è una corrispondenza terribile, ad esempio falsi impressioni che sconvolgono i collaboratori. Sintonizzati sull'input per capire cosa focalizzare, ad esempio, il modo in cui parli potrebbe richiedere lavoro o forse la tua comunicazione non verbale.

Capire come dare consensi e utili critiche. Partecipare e cooperare con i vostri collaboratori, poiché generalmente vi state muovendo nella direzione di un obiettivo reciproco. Costruire associazioni con i tuoi collaboratori ti aiuterà a vedere come affrontare ogni persona. Risolvi i conflitti prendendo in considerazione le circostanze da ciascuna delle prospettive in questione e tentando di trovare un compromesso che avvantaggia tutti.

L'importanza dell'empatia

1. Relazioni

L'empatia ti consente di comprendere le ispirazioni della parte opposta agli scambi. Comprendere ciò che è progressivamente significativo e ciò che è meno essenziale per loro è fondamentale per comprendere quali concessioni fare e dove mantenere la propria posizione. L'empatia ti consentirà di "vincere" negli accordi o di ottenere il miglior risultato "win-win", a prescindere dalla scelta.

2. Pensiero di configurazione

C'è una spiegazione in cui l'empatia è caratterizzata come "competenza che ci consente di comprendere e avere sentimenti simili che gli altri provano, possiamo posizionarci dal punto di vista di altri individui e associarci a come possono sentirsi riguardo alla loro preoccupazione, condizione o circostanza". Empatizzare con i clienti obiettivi consente di trovare la giusta risposta per le loro preoccupazioni.

ù

31

3. Collaborazione praticabile

La cooperazione migliore, proficua e creativa si basa sulla capacità di gestire i diversi punti di vista. È la capacità di affrontare energicamente i problemi. Per questo, dovresti consentire a te stesso di essere aperto ai tuoi partner, porre domande, dare input diretti e anche ottenerli. Dipende dalla fiducia e la fiducia dipende dalla coerenza degli altri. Tale coerenza deriva dall'identificazione con i colleghi.

4. Azienda privata cognitiva

L'impresa privata consapevole dipende dalla costruzione di organizzazioni che fanno grandi risultati, credendo che risultati comuni relativi al denaro saranno il risultato comune. Per soddisfare l'impresa libera cognitiva strategica, dovresti inizialmente relazionarti con i tuoi clienti per distinguere ciò che è imperativo per loro.

5. Raccogliere speculazioni

Vari specialisti finanziari hanno varie ispirazioni per far guadagnare le organizzazioni. Le tue possibilità di far guadagnare, possono aumentare in modo esponenziale se prima di mostrare il tuo piano agli speculatori, hai lavorato per comprendere le loro esperienze, la loro storia, inclinazioni e predisposizioni. A quel punto avrai la possibilità di concentrarti su ciò che è essenziale per loro.

6. Parlando per lavoro

Ad un colloquio di lavoro, il supervisore si preoccuperà di trovare la persona giusta. Più e più volte i concorrenti si presentano ad un potenziale incontro concentrandosi su ciò che portano all'organizzazione, alla luce della comprensione, della formazione e delle attitudini passate. Comunque sia, simpatizzare con il supervisore, comprendere i bisogni della sua organizzazione e successivamente dimostrare come la tua esperienza, istruzione e abilità rispondano a quei bisogni particolari sarà prezioso per migliorare le tue probabilità di essere assunto.

7. Offerte

Numerosi negozi sono incentrati sui vantaggi del loro articolo e rifiutano di tenere in considerazione che lo stesso potrebbe non essere adatto ai clienti. Ci vuole forza mentale e coraggio per ammettere quanto sopra. In ogni caso, più che questo, ci vuole compassione per comprendere le reali esigenze dei tuoi potenziali clienti per avere la possibilità di decidere se hai la soluzione corretta per loro o che invece, potresti bruciare del tuo e del loro tempo nel tentativo, inutile, di vendere loro quello che hai.

8. Supporto clienti

Con quale frequenza ti lamentati della scarsa qualità dell'assistenza clienti? Quanto è importante avere un servizio di "assistenza clienti" che tenta veramente di comprendere la tua particolare circostanza? In un centro commerciale eccezionalmente focalizzato, l'assistenza ai clienti è un solido elemento di differenziazione. I delegati dell'assistenza clienti che si relazionano con i loro clienti, comprendono ciò che stanno vivendo e rispecchiano quelle cose nelle discussioni con loro.

9. Educare

Nel momento in cui chiedi ai giovani quale classe preferiscono, la risposta appropriata che ottieni non dipende dall'interesse che hanno sull'argomento. Piuttosto, dipende da quanto gli piace l'educatore. Più un istruttore può identificarsi con gli allievi e relazionarsi con essi, più l'educatore otterrà risultati da loro. La loro educazione, quindi, sarà significativamente più praticabile.

Come sviluppare l'empatia nella tua vita quotidiana

Compassione è una parola che viene utilizzata regolarmente da numerosi individui. Normalmente ci si rende conto che l'empatia è qualcosa di cui essere grati, ma non è costantemente un'esigenza nella vita delle persone. Ti sei reso conto che il 98% delle persone ha la capacità di relazionarsi con altre persone? Esistono dei casi "speciali", persone pazze, narcisisti e sociopatici che sono individui che non sono in grado di comprendere o identificarsi con i sentimenti e i sentimenti di altri individui.

Altri casi sono gli individui che fanno parte dello spettro autistico. In ogni caso, molte persone ritengono che gli individui che appartengono allo spettro autistico, siano ancora in grado di identificarsi con i sentimenti di altri individui, anche se forse non in modo convenzionale.

Mentre gran parte della popolazione è attrezzata per l'empatia, alcune volte il suo atto è limitato. In ogni caso, cos'è la simpatia e per quale motivo è significativa?

Sarebbe possibile creare l'empatia o siamo convinti che siamo portati ad averla? Alcune persone sono normalmente più brave di altre? È veramente significativo, come certi individui affermano, che è come provare la compassione? Dovremo approfondire.

Che cos'è l'empatia?

In termini semplici, l'empatia è la capacità di comprendere le cose dal punto di vista di qualcun altro. È la capacità di condividere i sentimenti e i sentimenti di un'altra persona e capire per quale motivo stanno provando quelle emozioni.

Numerosi individui celebri hanno discusso del significato di comprensione e compassione. Maya Angelou una volta dichiarò: "Penso che nel complesso abbiamo compassione. Ma potremmo non avere abbastanza audacia per dimostrarlo."

Albert Einstein affermò: "L'armonia non può essere mantenuta con la costrizione, deve essere realizzata dalla comprensione".

Il precedente presidente Barack Obama ha dichiarato: "La maggiore carenza che abbiamo attualmente nel nostro popolo e sul pianeta è proprio una carenza di empatia. Abbiamo un bisogno straordinario di individui che hanno la possibilità di vedere le cose dal punto di vista di un'altra persona e vedere il mondo attraverso i loro occhi ".

Vari tipi di empatia

Nel tentativo di caratterizzare ciò che è empatia, gli individui hanno fatto varie classificazioni. Secondo alcuni studiosi, ci sono tre tipi di empatia: intellettuale, entusiasta e simpatica.

Empatia soggettiva. L'empatia soggettiva è la capacità di vedere come si sente un'altra persona e di capire cosa potrebbe pensare.

Empatia appassionata o compassione affettiva. La compassione entusiastica allude alla capacità di condividere i sentimenti di qualcun'altro. Ciò significa che quando vedi un'altra persona soffrire, soffri anche tu.

Empatia premurosa o preoccupazione empatica. La cura della compassione è il punto in cui si tramutano le emozioni in attività. Supera la comprensione e l'identificazione con le circostanze di altri individui, spingendo una persona a realizzare qualcosa.

Per quale motivo È IMPORTANTE L'EMPATIA?

L'empatia è significativa in quasi ogni parte della vita di tutti i giorni. Ci consente di provare simpatia per le altre persone, identificarci con compagni, amici e familiari, associati ed estranei, e ha un enorme vantaggio sul mondo.

NELLA VITA PERSONALE

In che modo l'empatia aiuta nella vita familiare di un individuo?

Le connessioni richiedono supporto, cura e comprensione. Nel caso in cui un compagno di vita in un matrimonio rinuncia a vedere le cose dal punto di vista dell'altro, probabilmente nasceranno problemi coniugali. I due individui in una relazione portano i loro pensieri, incontri, benefici e battaglie. Non bisogna sottovalutare l'importanza di tentare di identificarsi con le reciproche emozioni e punti di vista.

NELLA VITA LAVORATIVA

In che modo l'empatia è significativa nell'ambiente di lavoro?

Per alcune persone, un ambiente di lavoro è un luogo di cooperazione. Per le cose che richiedono uno sforzo collettivo, è fondamentale mettere da parte lo sforzo di identificarsi con i singoli. Utilizzare l'empatia è un elemento cruciale di una relazione lavorativa regolare. Senza di essa, è molto più semplice cadere in dibattiti e contrasti. I manager che hanno bisogno di empatia probabilmente esporranno i loro collaboratori a pratiche ingiustificate. I capi che non hanno empatia potranno spingere i collaboratori a lavorare su ciò che non è ragionevole o potrebbero essere eccessivamente spietati quando un lavoratore commette un errore. Una maggiore empatia permetterà di avere un ambiente "sano" e collaboratori che riusciranno ad esprimere le proprie doti e capacità.

PER IL MONDO

In che modo l'empatia influenza il mondo?

La simpatia da un punto di vista mondiale è interminabilmente significativa, in particolare quando richiede empatia. Questo tipo di empatia spinge le persone a fare un grande passo e aiutare il prossimo in caso di gravi catastrofi. Gli individui sono desiderosi di aiutare gli altri, anche se sconosciuti, alla luce del fatto che si rendono conto che poteva capitare a loro la stessa cosa. Senza simpatia empatica, il mondo sarebbe molto più oscuro e meno pratico dove vivere.

LE PERSONE NASCONO CON L'EMPATIA O POSSONO SVILUPPARLA?

Mentre ci sono alcune prove che la capacità di relazionarsi segua l'inclinazione ereditaria, è provato che l'empatia è una competenza che può essere ampliata o diminuita. Uno dei modi migliori per diventare empatico è che dovremmo essere preparati da bambini. La compassione è un pezzo di istruzione noto come "intuizione entusiastica". Insegnare ai bambini a pensare al modo in cui gli altri si sentono è un metodo decente per aiutarli a creare empatia.

Nel caso in cui un giovane faccia del male a un altro bambino, è utile chiedere al bambino cosa pensa abbia provato l'altro. Puoi chiedere loro come si sarebbero sentiti se qualcuno li avesse trattati in quel modo. Potrebbero essere perseguitati o feriti? Sarebbero tristi o irati se qualcuno li avesse trattati in modo inadeguato?

Questa linea di pensiero può anche essere utilizzata per cose positive. Ad esempio, la condivisione è una parte significativa delle istruzioni di un bambino piccolo. I giovani sono spesso istruiti a condividere poiché a loro piace quando altri condividono con loro. È tutt'altro che difficile istruire i bambini a trattare gli altri con gentilezza poiché anche loro vorrebbero essere trattati con simpatia.

IL METODO PIÙ EFFICACE PER MIGLIORARE IL TUO LIVELLO DI EMPATIA

Mentre è più semplice preparare un individuo dall'adolescenza ad essere empatico, è anche fattibile per gli adulti costruire i loro gradi di compassione. Di seguito sono riportati alcuni modi diversi che aiuteranno a migliorare la compassione di un individuo.

- Esaminare la FANTASIA LETTERARIA

In tutta onestà, esaminare la finzione può davvero costruire la tua compassione. Nuove riflessioni mostrano che quando gli individui leggono la finzione, le loro menti si sentono davvero come se stessero entrando in un altro mondo.

La spiegazione di questa rivelazione è fondata sul fatto che mostra che gli individui possono relazionarsi con individui che appartengono a contesti molto differenti dalla loro realtà. Gli individui possono identificarsi con altri individui che conducono esperienze completamente uniche in relazione alle proprie. Ad esempio, persone dagli Stati Uniti potrebbero leggere un libro su un individuo in Cina e capire come relazionarsi con loro dalla parte opposta del pianeta.

In un articolo su questo tema, The Guardian afferma: "Nella finzione possiamo comprendere le attività dei personaggi dalla loro prospettiva interna, andando nelle loro circostanze e cervelli, in contrapposizione alla prospettiva più esterna su di loro che di solito abbiamo". Sintonizzarsi sugli altri è un metodo generalmente eccellente per creare simpatia. Nel momento in cui mettiamo da parte lo sforzo di sintonizzarci sulle cose che gli altri ci stanno rivelando, è un metodo semplice per vedere come pensano e sentono.

L'ascolto si realizza meglio quando mettiamo da parte le nostre stesse considerazioni e valutazioni e consideriamo con attenzione ciò che qualcun'altro sta affermando. Allo stesso modo possiamo dare una dimostrazione superiore di ascolto quando mettiamo da parte cellulari, tablet o altro. Nel momento in cui dedicheremo tutta la nostra attenzione agli altri, li faremo sentire come se fossero pensati e questo ci offrirà la possibilità di comprendere davvero la loro prospettiva.

- SFORZATI DI COMPRENDERE LE PERSONE CON DIVERSI PARERI E CREDENZE

Per alcuni, è molto più semplice relazionarsi con le persone che sono nel loro "cerchio". Alla fine della giornata, è molto più semplice fidarsi o comprendere le persone che crediamo ci assomiglino. Questo tipo di ragionamento può essere positivo nell'ambiente di lavoro, oppure potrebbe soffocare l'empatia premurosa per gli esterni alle nostre conoscenze.

Per sfidare questo tipo di ragionamento un individuo potrebbe aver bisogno di sfidare idee e inclinazioni preconcette e pensare alla prospettiva di qualcun altro. Questo può essere realizzato da individui che allargano il loro cerchio e si avvicinano ad altri, anche se normalmente non lo farebbero. Potrebbero stupirsi di scoprire che condividono molto più di quanto si aspettassero, e quasi certamente, amplieranno la loro capacità di comprensione.

Perché l'empatia è importante?

L'empatia è importante nelle relazioni interpersonali per una serie di ragioni. Vedrai la differenza che l'empatia fa nella tua vita una volta che inizi a cercarla. Nota come ti senti mentre estendi l'empatia agli altri. È una bella sensazione e ne capirai l'importanza una volta che lo farai regolarmente. Praticare l'empatia ti assicura di trattare le persone a cui tieni nel modo in cui vogliono essere trattate. Le persone non vogliono essere trattate male, quindi quando offri empatia, la sensazione dovrebbe essere buona.

Comprendere le esigenze delle persone intorno a te è importante e l'empatia ti permetterà di farlo. Quando riesci a identificare e cogliere le emozioni degli altri, puoi trovare modi per essere utili a loro. Saper reagire alle diverse emozioni è importante, motivo per cui è necessario prima capire le proprie. L'empatia ti consente di sapere come gli altri ti percepiscono nelle tue parole e azioni. Puoi capire come si sentono gli altri guardando il loro linguaggio del corpo, i segnali non verbali e le emozioni. La connessione umana è essenziale e l'empatia ti darà la connessione desiderata.

Praticando l'empatia, sarai più preparato a comprendere i segnali non verbali che gli altri esprimono. Mentre studi le tue emozioni e reazioni, presta attenzione ai segnali non verbali che stai dando. I conflitti sul lavoro o nelle relazioni personali non saranno scoraggianti perché capirai come leggere le emozioni degli altri. Leggere le emozioni degli altri ti permette di prevedere le azioni, le emozioni e le reazioni intorno a te. Puoi risolvere i problemi e risolvere meglio i conflitti a causa della tua comprensione delle emozioni. Quando guardi la situazione da un'altra prospettiva, sarai più in grado di prendere una decisione.

Puoi motivare le persone e usare l'influenza che hai per dare motivazione e ispirazione agli altri. Impara a usare la conoscenza dell'empatia per stimolare gli altri all'azione. La comunicazione diventerà più semplice e ti permetterà di convincere gli altri del tuo punto di vista.

La negatività sarà più facile da gestire perché puoi capire le paure e le motivazioni delle persone che ti circondano. Quando incontri negatività, è più facile tollerare e distogliere lo sguardo se sai cosa lo sta causando. Essendo percettivo e concentrandoti su come si sentono le persone intorno a te, puoi riformulare la negatività e offrire aiuto.

Vantaggi dell'empatia

Perché l'empatia è importante? Probabilmente ti starai chiedendo se ci sono dei benefici. Praticando l'empatia, qualcun altro beneficia, e anche tu. Di seguito sono riportati i principali vantaggi della pratica dell'empatia.

Costruire migliori connessioni sociali

L'empatia ti consente di capire le persone intorno a te e, di conseguenza, le tue connessioni sociali diventeranno più forti. Quando inizi a cercare le emozioni e i sentimenti che provano gli altri, noterai che le relazioni che sperimenti stanno migliorando.

Impara a regolare le emozioni

Praticando l'empatia e imparando le emozioni degli altri, sarai in grado di regolare le tue emozioni. Quando capisci cosa stai provando e come stai reagendo, sarai in grado di controllarti in situazioni stressanti.

Promuovere il comportamento d'aiuto

Uno degli aspetti dell'empatia è notare nelle altre persone il loro dolore. L'empatia ti incoraggia a voler aiutare gli altri che hanno difficoltà. Quando si dimostra questo comportamento, è più probabile che le persone seguano l'esempio. L'effetto domino è magnifico e l'empatia ha il potenziale per avere un impatto sul mondo.

Permette sentimenti positivi

Sentendo ciò che sentono gli altri e aiutandoli, avrai sentimenti positivi su te stesso. I sentimenti positivi hanno anche il potere di ridurre lo stress e l'ansia. Quando ti concentri sul positivo, puoi quindi diffondere quelle vibrazioni.

Consente una maggiore consapevolezza di sé

Entrare in contatto con le tue emozioni, comprendere e diventare consapevoli di come reagisci in diverse situazioni e imparare come si collegano ti renderà più autocosciente. Quando hai una maggiore consapevolezza di te stesso, inizi a guardarti in modo diverso. Sapendo di entrare in contatto con te stesso, la tua identità si cementerà e aumenterai la fiducia in te stesso.

Strumento per la risoluzione dei conflitti

L'empatia ti consente di risolvere meglio i conflitti e in modo più efficace. Comprendendo come e quali emozioni e sentimenti provano gli altri, diventerai più consapevole del conflitto in aumento. Avrai anche migliori capacità e strumenti per risolvere i conflitti in modo positivo e soddisfacente.

Favorisce la creatività

Essere in sintonia con le tue emozioni ti permetterà di far crescere la tua creatività. Le persone empatiche tendono ad essere più creative perché sentono le emozioni che li circondano e usano quelle emozioni per far emergere qualcosa di bello e creativo.

Allarga la nostra prospettiva

Come accennato in precedenza, la nostra prospettiva è ampliata e siamo in grado di guardare il punto di vista di un altro individuo. Praticando questo, possiamo ampliare la nostra prospettiva del mondo, i problemi e le opinioni degli altri e le nostre idee.

Aumenta il supporto della comunità

L'empatia riunisce le comunità. Le persone che sono affini ed empatiche si uniranno per creare un ambiente favorevole. Queste persone lavoreranno insieme per rendere la comunità solidale e benefica per gli altri.

Ti permette di sentirti connesso

L'empatia ti connette ad altre persone perché stai vivendo le loro emozioni, sentimenti e reazioni. Collegandoti a loro, stai espandendo chi sei. Le connessioni favoriscono un senso di appartenenza, che aiuta le persone a sperimentare meno solitudine.

Promuove l'apertura

Abbiamo parlato di interessarsi agli estranei perché quando lo fai, ti apri con te stesso. L'apertura espande il tuo senso di sé e ti consente di sentirti a tuo agio in una varietà di situazioni.

Crea sentimenti calmi

Quando puoi anticipare cosa proverai in una situazione, come ti comporterai, come reagiranno gli altri e come si sentiranno, sentirai un senso di calma. I sentimenti ansiosi diminuiranno man mano che diventerai più consapevole di ciò che accade intorno a te.

Permette maggiore intimità

Quando inizi a sperimentare l'apertura, noterai anche l'intimità crescente nelle tue relazioni. Sentirsi a proprio agio ti consentirà di essere vicino alle persone amate, più di quanto tu abbia fatto in passato.

Promuove l'accettazione

L'empatia ti aiuta ad accettare gli altri e te stesso. Cercare e comprendere chi ti circonda ti consente di praticare la tolleranza e l'accettazione. Ti ritroverai a mettere in discussione le opinioni, gli stereotipi e i pregiudizi che hai, permettendoti di vedere le persone e non l'etichetta.

Crea sentimenti di fiducia

Aprirsi agli altri consente loro di sentirsi come se potessero fidarsi di te. Quando impari a leggere le altre persone in base alle loro emozioni e ai loro sentimenti, sei in grado di discernere meglio di chi ci si può fidare.

L'empatia sarà l'abilità più importante che sviluppi durante questo processo. Imparando a entrare in empatia con gli altri, capirai come funziona il mondo, i punti di vista diversi dai tuoi e vivrai una vita più ricca. Esprimendo empatia, crescerai come persona e le tue relazioni miglioreranno. Sviluppare questa abilità ti servirà in ogni area della tua vita.

Capitolo 4

Gestione della rabbia

R abbia, un'emozione umana di base vissuta da tutti. È innescata da una situazione spiacevole, una ferita, un fastidio, maltrattamenti, un tradimento o stress. La rabbia è un'emozione forte e talvolta difficile da controllare. Alcune persone esprimono la loro rabbia, fanno una breve pausa per calmarsi, riprendersi e vanno avanti. Altri nutrono la loro rabbia per molto tempo dall'evento che l'ha generata, ci si aggrappano, a volte per anni. Come bambini, siamo esposti a come gli adulti intorno a noi esprimono la loro rabbia. Copiamo questo comportamento. Oggi c'è una società molto ansiosa, inquieta e con espressione di rabbia. Molte persone, attraverso la loro educazione, pensano che sia improprio esprimere direttamente la rabbia. Viene loro insegnato che la rabbia è intollerabile e pericolosa. Queste persone hanno una sfiducia nella rabbia, la reprimono o la ignorano e quindi esprimono la loro rabbia indirettamente.

La soglia della rabbia varia per ognuno di noi. La rabbia per alcune persone è lenta, ma esplosiva quando alla fine viene esposta. Molte persone mostrano la loro rabbia in maniera istantanea. Succede immediatamente e senza preavviso, innescato da ciò che sarebbe considerato piccolo e incidentale da alcuni ma enormemente scoraggiante per coloro la cui rabbia divampa in un batter d'occhio. Alcune persone raramente si arrabbiano mentre altre si arrabbiano sempre.

Ci sono esperti che indicano che la frequenza con cui un adulto medio prova rabbia è di circa una volta al giorno, mentre si sente irritato circa tre volte al giorno. C'è anche un punto di vista espresso dagli specialisti della gestione della rabbia che suggerisce che arrabbiarsi quindici volte al giorno è una media realistica. (Mills, 2019)

La rabbia è un'emozione che, quando controllata e gestita, può essere costruttiva, mentre la rabbia non gestita, fuori controllo, può essere estremamente pericolosa e distruttiva.

L'idea che la rabbia come emozione sia pericolosa non è inverosimile. Le persone che esprimono la loro rabbia sono in grado di provocare una grande violenza. Tuttavia, sebbene la rabbia possa essere definitivamente abusata, è più che un'energia dannosa. La rabbia è una parte significativa del nostro meccanismo di autodifesa e di autoconservazione. Le persone che non si arrabbiano non sono in grado di difendersi. Questo è il motivo per cui la rabbia espressa in modo controllato è importante. Imparare come esprimere correttamente la propria rabbia, in modo sano e deferente, è ciò che le persone devono imparare. Ci sono modi in cui puoi esprimere rabbia senza che sia incontrollata, che influisce sulla tua salute, le tue relazioni e la tua capacità di essere (Mills, 2019).

Praticamente, la rabbia è un'indicazione che c'è qualcosa di sbagliato in ciò che ti circonda e attira la tua attenzione. Ti fa agire e correggere ciò che è sbagliato. Quando la rabbia è controllata e gestita, la sensazione di essere infastiditi o arrabbiati non impone risultati negativi o dannosi sulla salute o interpersonali.

Rabbia e suoi effetti

La rabbia incontrollata è dannosa sia per il destinatario della rabbia sia per la persona che la esprime. Le persone la cui rabbia è incontrollata alienano e distruggono i rapporti con la famiglia, gli amici e i colleghi. La rabbia incontrollata può far perdere il lavoro a una persona e ha un impatto negativo sulla sua salute emotiva e fisica. La loro rabbia fa male alle persone e poi, il giorno dopo, si chiedono perché siano evitati o si trovino non invitati agli eventi a cui normalmente parteciperebbero. Crea isolamento dagli altri La loro rabbia è distruttiva per coloro che li circondano e per sé stessi.

Il modo in cui sei in grado di gestire la tua rabbia ha conseguenze molto importanti per la tua salute e benessere. Quando ti arrabbi, attivi anche gli altri ad arrabbiarsi, è difensivo. C'è un aumento della pressione sanguigna e gli ormoni dello stress iniziano a salire. A volte, si verifica la violenza. La rabbia aggressiva e antagonista può creare problemi di salute e persino la morte prematura. Questi sono solo alcuni dei motivi che dimostrano che imparare a controllare e gestire correttamente la rabbia fa bene a te mentalmente, fisicamente e socialmente (Mills, 2019).

Rabbia e sua Psicologia

La risposta automatica e naturale al dolore, sia emotivo che fisico, è la rabbia. Può accadere perché una persona è malata, ha la sensazione di essere respinta, la sensazione di essere in pericolo o di subire una perdita. Non importa quale sia il dolore, ciò che è significativo è che il dolore che si prova non è piacevole. La rabbia non si verifica mai da sola ma si verifica quando segue sentimenti di dolore. È considerata un'emozione indiretta. Di per sé, il dolore non è sufficiente per far arrabbiare qualcuno. Succede quando c'è una combinazione di dolore e pensieri generati dalla rabbia. Possono essere ipotesi, valutazioni, un'errata interpretazione, valutazioni personali, il tipo di pensieri che possono scatenare la rabbia. In questo senso, si può considerare la rabbia come un'emozione sociale (Mills, 2019).

Un'emozione sostitutiva

Le persone si arrabbiano per evitare di provare dolore. Le persone cambiano i loro sentimenti di dolore in rabbia perché preferiscono provare quest'ultima piuttosto che provare dolore. Questo può essere fatto consciamente o inconsciamente. Ci sono numerosi vantaggi nell'essere arrabbiati piuttosto che sopportare un dolore. La rabbia può essere una distrazione perché quando le persone soffrono, si concentrano su di essa. La distrazione della rabbia allevia il dover pensare al dolore. Le persone arrabbiate pensano a una o più persone che hanno causato il loro dolore e le hanno danneggiate. Questo è uno spostamento dell'attenzione della persona arrabbiata dal concentrarsi sul suo dolore. Protegge temporaneamente le persone arrabbiate dal dover affrontare i veri sentimenti di dolore e, invece, si concentra sulle persone con cui sono arrabbiati. Essere arrabbiati può nascondere la realtà di una situazione che può provocare paura o che genera sentimenti di indifferenza (Mills, 2019).

Oltre a offrire un buon diversivo, generare il sentimento di rabbia sviluppa sentimenti di potere, superiorità morale e giustizia, non esistenti quando si soffre. È raro che una persona si arrabbi con qualcuno che non li ha feriti in modo importante. La rabbia è diretta solo a coloro che hanno fatto del male a un altro.

Le persone arrabbiate di solito sentono che la loro rabbia è giustificata. Tuttavia, non è così che gli altri lo vedono e non sono d'accordo. Esiste un giudizio sociale sulla rabbia di una persona che genera conseguenze. Sebbene una persona arrabbiata si senta giustificata nell'agire in modo aggressivo verso un altro, le persone potrebbero non vederlo in quel modo. Se l'atto di rabbia fosse commesso illegalmente, un giudice e una giuria non vedrebbero la rabbia giustificata e la persona arrabbiata andrà in prigione. Se un marito, una moglie o un altro, non concordano sul fatto che la rabbia sia giustificata, un matrimonio o una relazione potrebbe avere problemi o potrebbe finire (Mills, 2019).

Rabbia, costi e benefici: emotivo, sociale e sanitario

Giustificato o no, il sentimento di giustizia che una persona collega alla rabbia fornisce un forte sollievo. Una persona può sentirsi meglio provando rabbia, piuttosto che riconoscere i sentimenti di dolore associati e sentirsi vulnerabile. Può usare la rabbia per cambiare i sentimenti di impotenza e indifferenza in sentimenti di potere e controllo. Alcune persone trasferiscono tutti i loro sentimenti indifesi e vulnerabili nella rabbia, così non devono affrontarli. Questo trasferimento di sentimenti viene fatto senza nemmeno rendersene conto. Sebbene una persona sia distratta dal sentirsi indifesa o vulnerabile, si sente comunque vulnerabile ad un certo livello e la rabbia non può far scomparire questi sentimenti. Alla fine, la rabbia non porta risoluzione o affronta i problemi che hanno causato alla persona i sentimenti di indifferenza e vulnerabilità, ma può generare nuovi problemi che includono problemi di salute e sociali (Mills, 2019).

Gestire la tua rabbia

C'è un aiuto per coloro che scoprono che non possono o non sanno come controllare la propria rabbia. Tale aiuto si trova in un programma per la gestione della rabbia che comprende procedure per esercitarsi e corrispondenti interventi che hanno lo scopo di aiutare le persone arrabbiate ad imparare i modi per gestire la propria rabbia e tenerla sotto controllo. La gestione della rabbia ha un certo numero di livelli che sono implementati per aiutare una persona arrabbiata a capire meglio da dove proviene la sua rabbia. Inizia con una conversazione sulla causa della rabbia e sugli effetti della stessa sul benessere emotivo, fisico e sociale delle persone.

Le tecniche di gestione della rabbia non genereranno i risultati desiderati se utilizzate solo casualmente. Affinché siano efficaci, devi impegnarti a praticarli e usarli in modo coerente, solo così i loro effetti avranno l'opportunità di influenzare positivamente la tua vita.

Dieci suggerimenti per la gestione della rabbia

1) Pensa prima di parlare: conta prima fino a dieci, se devi. È facile dire qualcosa di spiacevole che non puoi riprendere quando sei al centro di una discussione. Prendersi qualche momento per pensare a come

esprimere la propria rabbia prima di parlare è il modo migliore di procedere. Lascia che gli altri coinvolti facciano lo stesso.

2) Esprimi la tua rabbia quando ti senti calmo: una volta che ti senti abbastanza calmo e puoi pensare con la mente più serena, esprimi la tua irritazione in un modo non convenzionale, ma deciso. Esprimi le tue esigenze e preoccupazioni in modo diretto e chiaro senza danneggiare i sentimenti degli altri o cercare di esercitare alcun controllo su di essi.

3) Elimina la rabbia dal tuo sistema: essere fisicamente attivi aiuta a ridurre lo stress e l'ansia che possono farti arrabbiare. Trascorri del tempo facendo attività fisiche come correre, camminare o fare un giro in bicicletta.

4) Pausa: concediti una pausa. Fai delle brevi pause nei momenti della giornata che potrebbero essere più stressanti, così sarai in grado di gestirle.

5) Individua le soluzioni: fai un passo indietro e concentrati su ciò che ti fa arrabbiare piuttosto che reagire ed esplodere. C'è un casino nella camera da letto di tuo figlio e ti spinge oltre il limite della rabbia? Semplice, chiudi la porta. Ricorda che arrabbiarsi non è la soluzione di nulla e non farà che peggiorare le cose.

6) Usa l'umorismo: la rabbia è come un pallone pronto a scoppiare. Lascia uscire l'aria. L'umorismo può sfumare la tensione che va di pari passo con la rabbia. Ti aiuta anche a guardare effettivamente ciò che ti fa arrabbiare, che a volte possono essere aspettative non realistiche. Stai

lontano dal sarcasmo, che non è umorismo. Può anche ferire i sentimenti di un altro e peggiorare le cose

7) Attenersi alle dichiarazioni "Io": utilizzare la parola "Io" ed evitare di dare la colpa ed aumentare la tensione. Sii specifico ed educato. È meglio affermare che sei arrabbiato per una situazione particolare piuttosto che farlo in modo accusatorio.

8) Nessun rancore trattenuto: consentire alla rabbia e altri sentimenti negativi di svilupparsi, può allontanare i sentimenti positivi e possono inghiottirti in una sensazione di ingiustizia o risentimento. Tuttavia, perdonare qualcuno che ti ha fatto arrabbiare libera la tensione dettata dalla rabbia, ed entrambi potete imparare dalla situazione.

9) Pratica rilassamento: il rilassamento muscolare e la respirazione profonda possono aiutare quando il tuo umore inizia a ribollire. Immagina una scena tranquilla, ripeti una parola o una frase che ha un effetto calmante, ascolta musica rilassante, fai yoga, medita, scrivi un diario. Fai tutto ciò che è necessario per rilassarti.

10) Cerca aiuto quando necessario: il controllo della rabbia a volte può essere una sfida per tutti. Se ritieni di avere difficoltà a gestire il tuo temperamento e le tue esplosioni di rabbia sembrano essere incontrollate, fai cose che fanno male agli altri e in seguito ti dispiace, cerca aiuto per i tuoi problemi di rabbia. Ti aiuterà a capire perché la tua rabbia è incontrollata e sarai in grado di capire meglio cosa fare al riguardo.

Capitolo 5

Ansia

C ome la rabbia, l'ansia è una di quelle emozioni negative che in realtà agisce come un meccanismo di difesa per proteggerci. È una risposta biologica allo stress. Il concetto di stress è stato probabilmente reintrodotto nella società circa dieci anni fa, ma è qualcosa che è sempre stato presente per tutto il tempo in cui gli esseri umani sono esistiti. Se si effettuano confronti, la differenza principale tra epoche precedenti e ora è la fonte di stress. Ci sono numerosi fattori scatenanti di stress nel mondo in cui viviamo oggi, e a causa del modo in cui la società moderna è strutturata così come i progressi che abbiamo fatto nei settori della tecnologia, questi stressanti sono proprio nelle nostre case. Questo probabilmente spiegherebbe perché lo stress è uno dei disturbi mentali più comuni nel mondo di oggi.

Gli stressanti potrebbero essere qualsiasi cosa, dal tuo lavoro, dalla tua relazione, dai tuoi problemi di denaro alla vera minaccia di pericolo. L'ansia aiuta fondamentalmente a far fronte a situazioni stressanti, e non deve essere confusa con la paura, che attiva il tuo istinto di sopravvivenza in situazioni in cui senti che la tua persona è minacciata. Va bene sentirsi ansiosi di certe cose. Ti tiene vigile e ti aiuta a prepararti per qualsiasi cosa ti stia dando apprensione. Tuttavia, quando questi sentimenti di ansia sembrano paralizzarti e impedirti di intraprendere le tue normali attività di routine, hai virato in un disturbo d'ansia.

L'ansia è spesso radicata nella paura, e può iniziare a manifestarsi fin dalla prima infanzia. Un'altra causa di ansia può essere un'esperienza vissuta. Un brutto incidente che ha traumatizzato potrebbe far salire i tuoi livelli di ansia. Secondo i ricercatori, le persone che provengono da famiglie dove c'è una prevalenza di disturbi d'ansia hanno un'alta probabilità di sviluppare essi stessi un disturbo d'ansia a causa della componente genetica. Qualunque sia la fonte del disturbo d'ansia, può avere un forte impatto negativo sulla vostra esperienza di vita quotidiana.

Come la rabbia discussa in precedenza, l'ansia non è un'emozione che si desidera sradicare completamente. Mancanza di sentimenti ansiosi potrebbe portare a una situazione mentale ancora più pericolosa per voi con forti implicazioni fisiche. Senza alcuna forma di ansia, è facile diventare spericolato e mostrare totale disprezzo per la vita. Senza ansia, ti iscrivi per saltare da un aereo a mezz'aria, senza prestare attenzione alle precauzioni di sicurezza.

L'obiettivo di questo libro non è quello di impedirti di sentirti ansioso. L'obiettivo è quello di arrivare al punto in cui si affrontano apertamente quelle paure nascoste, e così facendo, si è in grado di riprendere il controllo invece di lasciare che quelle paure ti controllino. Ad ogni passo che fate in questo programma, cambiate attivamente il corso della vostra vita, da qualcuno la cui vita e importanti decisioni di vita sono state modellate dalle loro paure a qualcuno che sta deliberatamente togliendo i limiti posti sulla loro vita.

Capitolo 6

Fiducia in sé stessi

I nnanzitutto, parliamo di cosa sia veramente la fiducia. Alcuni potrebbero pensare che tu sia nato con essa e che in qualche modo i genitori abbiano questo gene della "fiducia" che viene tramandato. Altri credono che la fiducia sia più un'abilità che può essere affinata. Tuttavia, per le persone che lottano costantemente con essa, a volte la vedono come una sorta di elisir magico che possono bere per sentirsi super.

In verità, la fiducia ha molti significati. Il dizionario offre non uno ma cinque significati di fiducia. È...

1. Credere in te stesso e nelle tue capacità, liberi dal dubbio.

Francesca era fiduciosa di poter fare bene nella competizione perché si era allenata incessantemente negli ultimi 9 mesi.

2. Fidarsi di qualcuno o qualcosa (che include te stesso).

La sala era di buon umore e Pietro era fiducioso nel suo partner perché avrebbe reso la presentazione un successo.

3. Un sentimento di speranza che le cose ti vengano incontro.

La maggior parte delle spose si sentono nervose prima di un matrimonio, ma Katia è fiduciosa che il suo andrà bene perché non è il tipo che si preoccupa facilmente.

4. Sotto forma di una relazione di fiducia.

Greta prese in confidenza Simone dopo aver scoperto che l'aveva segretamente aiutata per tutto il tempo.

5. Un segreto che è condiviso e affidato a qualcuno.

Chiara è molto amata perché è un'amica affidabile ed è per questo che Andrea si è sempre fidato di lei.

La tua percezione della fiducia rientra in una di queste cinque definizioni? In caso contrario, cosa pensi che signifinchi?

Con queste cinque definizioni in mente, puoi facilmente individuare che la fiducia non è qualcosa che ti fa "stare bene". Piuttosto, si tratta principalmente di convinzione, certezza e speranza. In breve, ecco come possiamo definirla:

La fiducia è credere nella tua capacità di prendere la decisione giusta e fare i passi giusti in una determinata situazione, non importa quanto difficile o facile sembri. Naturalmente, avendo la fiducia necessaria per superare le sfide della vita, non c'è nulla di sbagliato nel sentirsi bene al riguardo. Puoi persino pensarlo come un effetto collaterale positivo.

Come misurare il tuo livello di fiducia

Se vuoi conoscere il tuo attuale livello di fiducia, forse ti potrebbe piacere fare questo breve test. Sarà un'ottima idea scrivere le tue risposte in un diario. In questo modo, puoi dargli un'occhiata più avanti in futuro e vedere come ti sei evoluto da allora. Prima di iniziare, tieni presente che non esiste una risposta giusta o sbagliata. Sii onesto con te stesso in quanto puoi rivelare gli aspetti della tua vita con un impatto sulla tua autostima.

Tocca la tua fiducia interiore

Tutti, te compreso, hanno provato la sensazione di essere molto energici, coraggiosi e potenziati in determinati momenti della loro vita. Non importa se non riesci a ricordare completamente quel momento in questo momento, perché ciò che conta di più è che puoi sperimentarlo di nuovo. Se vuoi sapere come attingere alla tua fiducia interiore, qui ci sono strategie efficaci che puoi applicare in questo momento.

Cattura i tuoi momenti di gloria

Ricordare a te stesso momenti felici della tua vita attirerà la fiducia intrappolata dentro di te. Inoltre, ricordarli ti incoraggerà a non mollare mai, perché ti invia un messaggio che sei capace di fare grandi cose. In questo momento, prova i seguenti esercizi per aiutarti a "catturare" questi momenti di gloria:

Passaggio 1: ritagliare piccoli fogli di carta, circa 3x5cm ciascuno. Crea quanti pezzi vuoi, iniziando con almeno dieci. Puoi saltare questa parte se hai già dei piccoli blocchi note.

Passaggio 2: prendi un barattolo di vetro e mettilo da parte.

Passaggio 3: su ogni foglio di carta, annota un ricordo di un tempo in cui ti sentivi orgoglioso di un risultato. Non importa quanto sia grande o piccolo, l'importante è che ti faccia stare bene.

Passaggio 4: dopo aver scritto quanti più ricordi possibile, piegali e mettili nel tuo barattolo o ciotola.

Passaggio 5: posizionare i fogli extra di carta bianca e una penna accanto ad esso. Ogni volta che vivi un altro "momento di gloria", scrivilo e mettilo nel barattolo.

Tieni questo nelle vicinanze e in vista in modo da non dimenticare la tua piccola collezione. In questo modo, puoi facilmente pescare e leggere un "momento di gloria" nella tua vita ogni volta che ne hai bisogno.

Gestisci le tue preoccupazioni

È naturale provare preoccupazione per una buona ragione. Ad esempio, preoccuparsi di un membro della famiglia che non è ancora tornato a casa entro il tempo previsto è ragionevole. Questa "paura" ti costringerà ad agire immediatamente, ad esempio chiamando le autorità.

Tuttavia, intrattenere pensieri irragionevoli e preoccupanti ti intrappolerà nella tua stessa paura e l'ansia ti impedirà di prenderti cura della tua vita. Preoccuparti per le cose che non sono più sotto il tuo controllo, come l'ansia che provi mentre aspetti i risultati dell'esame, divorerà la tua autostima e ti paralizzerà. Fortunatamente, ci sono molti modi per gestire le tue preoccupazioni e paure in modo da poter credere in te stesso e negli altri. Uno di questi è un esercizio che puoi provare subito:

Passaggio 1: chiediti: "Cosa mi fa sentire così preoccupato?"

Sii il più specifico possibile in modo da poter riconoscere e affrontare la tua paura. Ciò trasformerà il pensiero astratto in un problema che puoi risolvere.

Passaggio 2: ricorda quando hai iniziato a sentirti preoccupato per questo.

Determina la causa principale della tua paura e considera perché ti perseguita ancora oggi.

Passaggio 3: chiediti: "Posso fare qualcosa al riguardo?"

In tal caso, annotare immediatamente i passaggi da eseguire per risolvere il problema. Se è al di fuori del tuo controllo, rivolgi la tua attenzione a qualcosa di più produttivo.

Passaggio 4: crea un piano d'azione che seguirai se dovessi ricominciare a preoccuparti.

È naturale sentirsi di nuovo preoccupati per qualcosa di cui già sai di non doverti preoccupare. Tuttavia, questa volta saprai come rispondere a causa del tuo piano d'azione.

Le preoccupazioni possono sfuggire al controllo se non si accende il pensiero razionale. Aiutati immaginandoti come uno scienziato che osserva le tue preoccupazioni da una prospettiva in terza persona. In questo modo, prenderai provvedimenti concreti verso una risoluzione.

Abbandona le abitudini che distruggono la fiducia in sé stessi

Alcune abitudini mentali ti impediranno di attingere alla tua autostima. Scopri cosa sono in modo da poterli liberare delicatamente dai tuoi pensieri.

Polarizzatore

Questo tipo di modello di pensiero negativo è quando una persona non crede in un'area grigia. I perfezionisti tendono a rientrare in questa categoria "tutto o niente", motivo per cui spesso trovano difficoltà a far fronte ai fallimenti.

Come superarlo: riconoscere il fatto che l'area grigia esiste. La vita è più che zero e cento per cento, perché c'è un numero infinito di percentuali nel mezzo.

Filtraggio

Quando viene fatto un complimento o alcune critiche costruttive, la possibilità che un pessimista si concentri solo sui commenti negativi è alta. Ad esempio, se qualcuno dicesse loro che sono talentuosi ma pigri, si focalizzeranno sull'essere stati giudicati pigri. La parte di "talento" spesso non viene riconosciuta.

Come superarlo: anche se può essere automatico per te focalizzarti immediatamente sul lato negativo delle cose, puoi ancora intervenire chiedendoti: "Cosa posso imparare da questa esperienza?" Ciò attiverà immediatamente il tuo cervello per riconoscere i complimenti che hai ricevuto e i consigli che puoi utilizzare per l'auto-miglioramento.

Personalizzazione

Le persone che prendono le cose troppo sul personale hanno l'abitudine di supporre che quando qualcosa va male, gli altri li biasimeranno. È debilitante avere questo modello di pensiero perché ti impedisce di correre rischi e avere relazioni sane con gli altri.

Come superarlo: ricorda a te stesso che il mondo non ruota intorno a te. Ad esempio, solo perché qualcuno non ti ha chiamato, non significa che non sei più importante per lui. Invece di ossessionarti sulle tue ipotesi, concentrati su qualcosa di produttivo. Con il tempo, la verità verrà rivelata senza che tu debba preoccuparti di essa.

Catastrofizzare

Di fronte a una situazione difficile, pensi spesso che lo scenario peggiore sia inevitabile? Se sì, allora hai l'abitudine di catastrofizzare. Un tale schema di pensiero aumenta istantaneamente i livelli di stress e l'ansia, motivo per cui è necessario superarlo immediatamente.

Come superarlo: ogni volta che inizi a saltare a una conclusione negativa, tieni presente che un tale pensiero non è né realistico né utile per te. Invece, inspirate profondamente per calmarvi, quindi radicatevi nel momento presente. Concentrati sul miglior percorso possibile per affrontare il problema. Non cercare di prevedere un futuro che non esiste ancora.

Capitolo 7

Perché il pensiero negativo può salvare la nostra vita

Ridurre le emozioni negative

Una delle cose principali su cui dovrai lavorare per aumentare la tua intelligenza emotiva sono le tue emozioni negative. È importante assicurarsi di poter gestire eventuali emozioni negative che si presentano. L'importante è garantire che queste emozioni non finiscano per offuscare il tuo giudizio. Quindi, per poter modificare in modo efficace ciò che provi riguardo a una situazione particolare, devi iniziare cambiando la tua mentalità al riguardo.

Ci sono casi in cui potresti essere irritato dalle azioni del tuo amico. In tali situazioni, è prudente evitare di saltare a conclusioni negative. È di vitale importanza fermarsi a guardare la situazione da diverse angolazioni. Ad esempio, supponiamo che tu abbia provato a contattare il tuo amico perché non ha risposto alle tue chiamate. Esistono due modi per rispondere a questa situazione. Potresti pensare che ti stesse ignorando. In alternativa, puoi presumere che fosse occupato e che ti ricontatterà più tardi.

L'idea qui è che dovresti fare del tuo meglio per non trarre conclusioni negative. Quando sei emotivamente intelligente, sei responsabile della comprensione delle azioni altrui. Significa che devi capire le loro azioni. Osservando le cose in modo positivo, si eviteranno malintesi.

La riduzione delle emozioni negative si può anche ottenere abbassando la paura del rifiuto. Spesso, quando le cose non funzionano come previsto, restiamo devastati. Per evitare a te stesso questa delusione, assicurati di avere più modi di vedere una situazione. Il significato di avere questa percezione è che, indipendentemente da ciò che accade, hai ancora altre opzioni da valutare. Riduci la tua paura del rifiuto avendo altre opzioni.

Stai calmo

Le persone vivono lo stress nelle loro vite. La differenza sta nel modo in cui affrontano lo stress. Il modo in cui gestisci le situazioni stressanti avrà un enorme impatto sul fatto che tu possa essere percepito come reattivo o assertivo. Quando la pressione aumenta, la cosa migliore da fare è mantenere la calma. Questo ti dà spazio per riflettere su una situazione prima di intraprendere qualsiasi azione. Prendere decisioni impulsive non farà che stimolare problemi.

Adotta un modo di comunicazione assertivo

L'adozione di un metodo di comunicazione assertivo assicurerà il rispetto da parte di chi ti circonda. Essere assertivi significa che puoi esprimere con fiducia le tue opinioni senza apparire scortese o aggressivo. È fondamentale per te imparare a comunicare le tue idee senza sembrare invadente o troppo passivo.

Ascolto attivo

Quando interagisci con altre persone, è essenziale che pratichi l'ascolto attivo invece di aspettare solo il tuo turno per parlare. L'ascolto è parte integrante di qualsiasi buona comunicazione. È importante capire di cosa stanno discutendo le persone prima di unirsi alla conversazione. Il vantaggio ottenuto qui è che impedisce equivoci.

Allo stesso modo, l'ascolto attivo richiede che tu debba essere attento ai segnali non verbali di coloro che ti circondano. Il loro linguaggio del corpo può dire molto su dove sta andando la conversazione. Ascoltare attivamente ti aiuterà a dare risposte ideali e otterrai rispetto da coloro con cui stai parlando.

Etichetta le tue emozioni

Un altro suggerimento che potrebbe aiutarti a potenziare l'EQ (empatia quoziente) è l'idea di etichettare le tue emozioni. Non dovresti aver paura di identificare i tuoi sentimenti con termini specifici. Molte persone cercheranno di usare termini diversi invece di etichettare semplicemente i loro sentimenti così come sono. Invece di dire che avevi le farfalle nella pancia, sii chiaro e dì che eri nervoso. Etichettare le tue emozioni ti aiuta a capire efficacemente come ti senti. Aumenta la consapevolezza del tuo stato emotivo. Pertanto, sei nella posizione migliore per gestire i tuoi sentimenti.

Prendi la critica positivamente

Gli individui emotivamente intelligenti comprendono che esiste una buona ragione per essere criticati. Invece di essere offeso, si dovrebbero prendere le critiche positivamente. Prendere una posizione positiva offre l'opportunità di comprendere come tali critiche possano influenzare le loro relazioni. Di conseguenza, eventuali problemi emergenti possono essere risolti in modo costruttivo.

Mostra empatia

La maggior parte degli individui si affretterà a sostenere che le persone empatiche sono emotivamente deboli. Bene, questo è molto lontano dalla verità. Mostrare empatia è un tratto che dimostra che si è emotivamente intelligenti. In realtà, dimostra che si può capire cosa stanno passando gli altri e aiutarli con soluzioni pratiche.

Sii responsabile delle tue emozioni

Un'abitudine comune che è evidente nella maggior parte delle persone è il tentativo di incolpare gli altri per le loro emozioni. Spesso, quando ti senti triste, tenderai sostenere che è stato per colpa di qualcuno. Cosa significa questo? Puntare il dito verso gli altri per come ti senti, significa semplicemente che non hai il controllo. Stai permettendo ad altre persone di controllare le tue emozioni. Questo non è un attributo di una persona emotivamente intelligente.

Quindi, come ci si astiene dal dare la colpa agli altri? Bene, prima di sviluppare la percezione che la tua unica opzione sia quella di incolpare gli altri, fermati e considera il fatto che hai il controllo delle tue emozioni. Datti una ragione per capire che puoi facilmente determinare come ti senti e quanto bene rispondi alle altre persone. Sapere di avere il controllo ti dà il potere di determinare il modo migliore di rispondere a una situazione particolare. Come puoi vedere, si tratta di riformulare i tuoi pensieri.

Prendi nota dei sentimenti degli altri

La tua intelligenza emotiva sarà anche evidente attraverso il modo in cui reagisci ai sentimenti degli altri. Prima di litigare con qualcuno, fai un passo indietro e cerca di capire come si sentono. Cos'è che li fa reagire in modo così negativo? Riconoscere i sentimenti degli altri garantisce che interagisci con loro a un livello più personale. Inoltre, aiuta molto a valutare come i sentimenti delle altre persone possono avere un impatto negativo o positivo sui loro comportamenti.

Determina se i tuoi sentimenti sono amichevoli

Un altro modo efficace per aumentare il tuo EQ è valutare se i tuoi sentimenti sono i tuoi amici o nemici a seconda della situazione che stai affrontando. La tua situazione avrà un impatto enorme su come ti sentirai e possibilmente su come reagirai. Dopo aver saputo esattamente come ti senti, valuta se il sentimento è tuo amico o nemico. Ad esempio, se sei arrabbiato, la tua rabbia potrebbe essere il tuo nemico quando parli con il tuo capo. In altre situazioni, la tua tristezza può essere tua amica in quanto potrebbe ricordare l'importanza di onorare qualcosa che hai perso. Potrebbe anche essere il tuo nemico quando ti impedisce di vedere oltre i tuoi ostacoli. Il significato di differenziare i tuoi sentimenti è che sarai in una posizione migliore per regolarli efficacemente. Prendere tempo per meditare prima di fare qualsiasi mossa ti assicurerà di prendere le giuste decisioni. Alla fine, camminerai sulla strada giusta per aumentare la tua intelligenza emotiva.

Tieni traccia dei tuoi progressi

Mentre cerchi di potenziare il tuo EQ, è essenziale che tu rifletta costantemente su come vanno le tue prestazioni. Quando la giornata è finita, prenditi qualche momento per riflettere su come hai interagito con i tuoi colleghi. Confronta questo con quello che hai fatto ieri o nei giorni precedenti. Se vedi qualche miglioramento, allora stai sicuramente andando nella giusta direzione. Nelle tue relazioni, considera se stai gradualmente migliorando. Dovresti notare un grande cambiamento nel modo in cui interagisci con gli altri. Il monitoraggio dei tuoi progressi confermerà che apporti le modifiche necessarie che ti vedranno migliorare. Il progresso delle tue capacità di intelligenza emotiva avrà sicuramente un impatto enorme in tutte le aree della tua vita. Ti porterà ad avere successo nel tuo campo professionale, nelle relazioni e nella tua salute personale. Pertanto, è fondamentale adottare le strategie discusse nel presente documento per potenziare l'EQ.

Capitolo 8

Autocoscienza

Il primo passo nello sviluppo dell'intelligenza emotiva è l'autocoscienza. Viene spesso definita la chiave dell'intelligenza emotiva. E' descritta come "prendere coscienza delle tue emozioni". Capisci non solo le tue emozioni, ma anche ciò che le scatena e come reagisci ad esse. Quando hai consapevolezza di te stesso, sei consapevole delle tue emozioni e quando iniziano a emergere. Una volta che inizi a sentire le tue emozioni crescere, sei in grado di utilizzare le strategie per aiutarti a gestirle in modo appropriato.

Per apportare cambiamenti all'intelligenza emotiva, devi diventare consapevole di te stesso. Ad esempio, stai camminando lungo il marciapiede con il tuo amico quando qualcuno ti passa accanto, sfiorandoti la spalla. Questo fa scivolare la borsa lungo il braccio. Provi un momento di panico mentre temi che stiano cercando di rubare la tua borsa. Fortunatamente, hai ancora la tua borsa, è ancora chiusa e hanno continuato a camminare come se nulla fosse successo. Quindi, inizi a sentirti arrabbiato quando ti rivolgi al tuo amico e dichiari: "Alcune persone sono maleducate". Tuttavia, ti guardi intorno e sai che il marciapiede è pieno di gente e attività. Sai che è stato un incidente, ma non puoi fare a meno di arrabbiarti per l'incidente.

Quando sarai consapevole di te stesso, sarai in grado di capire cosa ti ha fatto arrabbiare in questo incidente. Se non sei consapevole di te stesso, non sarai in grado di individuare il motivo della tua rabbia. Potresti avere un'ipotesi, ma non capirai davvero da dove provengono le tue emozioni. Per raggiungere gli altri tre pilastri dell'intelligenza emotiva, devi diventare autocosciente.

Vantaggi dell'autocoscienza

Quando decidi di sviluppare la tua intelligenza emotiva, dovrai apportare cambiamenti nella tua vita quotidiana. Per la maggior parte delle persone, il cambiamento non è un concetto facile. Per darti un po' di motivazione, ecco alcuni dei vantaggi che riceverai dalla costruzione della tua autocoscienza.

La conoscenza di sé stessi crescerà

Pensiamo tutti di conoscerci bene. Tuttavia, ci sono molte caratteristiche di cui non siamo consapevoli perché non siamo consapevoli delle nostre emozioni. Il modo in cui ci sentiamo dice alla gente più di noi di ogni altra cosa. Mentre sai di essere una brava persona, non conosci tutte le caratteristiche che ti rendono una brava persona. Potresti pensare alle volte in cui hai donato a un'organizzazione benefica o aiutato un amico, ma cos'altro ti rende una brava persona? Quando rafforzi la conoscenza di te stesso, sarai in grado di aiutarti a risolvere i problemi. Facciamo tutti fatica a scoprire perché di tanto in tanto ci manca la motivazione o perché reagiamo in un certo modo. Costruendo la consapevolezza di te stesso, sarai in grado di conoscere i tuoi fattori scatenanti e in che modo ti influenzano a un livello più profondo.

71

Le tue relazioni diventano più forti

Quando sei consapevole di te stesso, rafforzi le tue capacità comunicative. Sei più consapevole delle tue emozioni, il che ti fa venire voglia di discuterle. Capirai anche i tuoi sentimenti. Saprai perché ti senti in un certo modo e sarai in grado di capire cosa puoi fare per migliorare la situazione o le tue emozioni. Inoltre, diventi più consapevole del modo in cui le altre persone si sentono. Sai quando si sentono tristi, arrabbiati o felici e sei in grado di entrare in empatia con le loro emozioni.

Diventi più consapevole

Quando rafforzi la consapevolezza di te stesso, non solo diventi più consapevole delle tue azioni, ma anche di ciò che ti circonda. La consapevolezza rimane nel momento presente. Non lasci che la tua mente vaghi al punto di dimenticare ciò che stai facendo. Ad esempio, fai lo stesso percorso per andare a lavorare ogni giorno, ripensi al tuo viaggio e non ricordi di aver superato metà dei punti di riferimento. Questo perché ti sei permesso di perderti nei tuoi pensieri, il che significa che diventi insensato.

Diventerai più motivato

La motivazione è qualcosa che tutti possiedono. La chiave è quanto è forte la nostra motivazione per raggiungere scadenze, obiettivi e sogni. Ci troviamo alle prese con la motivazione per vari motivi. Quando diventi consapevole di te stesso, puoi imparare ad analizzare le tue azioni, i tuoi pensieri e vedrai quando la tua motivazione ha iniziato a deteriorarsi. È quindi possibile prendere provvedimenti per evitare di essere demotivati frequentemente. Questo ti permetterà di cambiare marcia. Ad esempio, inizierai a prenderti cura di te stesso. Attraverso la tua analisi, potresti capire che non fai abbastanza pause. Una volta che inizi a programmare alcune pause durante la giornata, diventerai più motivato.

I tuoi errori ti aiuteranno a crescere

Un altro vantaggio dell'autocoscienza è che imparerai che i tuoi errori ti aiutano a crescere. A nessuno piace ammettere di fare errori, motivo per cui la maggior parte delle persone si aggrappa ai propri errori per un lungo periodo di tempo, a volte per anni o addirittura per il resto della propria vita. La verità è che mentre l'errore per te è un grosso problema, non è così grande per l'altra persona. Molte persone capiscono che gli errori si possono commettere e che da essi si può imparare. Con l'autocoscienza, diventerai più consapevole dei tuoi errori. Ma diventerai anche più consapevole del perché hai fatto un errore e di come puoi impedire di ripeterlo. Quando sarai in grado di pensare al motivo per cui l'errore si è verificato, ti ritroverai a crescere dai tuoi errori.

Imparerai i tuoi limiti

Tutti abbiamo dei limiti. Questi limiti ci dicono quando stiamo per essere sopraffatti e dobbiamo fare un passo indietro. I nostri limiti ci dicono quanto di una situazione o di un'altra possiamo gestire. I tuoi confini spesso ti diranno quali sono i tuoi trigger. Ad esempio, analizzando le tue azioni, ti renderai conto che ti arrabbi facilmente quando sei stressato. Pertanto, sei in grado di guardare quali fattori ti fanno sentire stressato e creare limiti migliori per te stesso. Quando ti ritrovi a lottare per mantenere i tuoi confini, sei in grado di guardare le tue azioni e trovare modi per aiutarti a far rispettare i tuoi limiti.

Come rafforzare l'autocoscienza

Non preoccuparti se sei una delle migliaia di persone che lottano con l'autocoscienza. Come gli altri pilastri dell'intelligenza emotiva, l'autocoscienza è una caratteristica che puoi sviluppare nel tempo.

Uno dei primi passi da compiere per sviluppare la consapevolezza di sé è riconoscere le emozioni quando si verificano e analizzare criticamente il motivo per cui le emozioni sono sorte. Questo è il processo generale quando si tratta di sviluppare l'autocoscienza. Una volta che inizi a capire le tue emozioni, puoi notare i tuoi punti di forza e di debolezza. Da lì, puoi usare i tuoi punti di forza per compiere passi verso il raggiungimento della persona ideale. Puoi riconoscere le tue debolezze e continuare a costruirci sopra.

Tenere un diario

Dato che ne abbiamo già discusso in precedenza, non passerei troppo tempo su come tenere un diario. Questo è uno dei modi migliori per diventare consapevoli delle tue emozioni, azioni e pensieri.

Esci dalla tua zona di comfort

Tutti creiamo una zona di comfort. Questa è la nostra sicurezza che ci impedisce di affrontare le emozioni. Per diventare più autocosciente, devi affrontare queste situazioni e le emozioni spiacevoli. Devi trovare il modo di gestire queste emozioni, quindi quando si presentano non sarai sorpreso e puoi pensare e agire razionalmente. Inoltre, uscire dalla tua zona di comfort ti permetterà di vedere il tuo vero potenziale.

Dai un'occhiata ai tuoi valori

I valori sono le regole e le linee guida che ci hanno insegnato da bambini, apprese da un mentore o stabilite da noi stessi. I nostri valori ci aiutano a raggiungere il nostro io ideale. Tuttavia, a volte ci troviamo a ignorare i nostri valori per vari motivi. Ad esempio, potremmo ritrovarci a seguire una cattiva abitudine che va contro i nostri valori. Potresti anche iniziare a uscire con qualcuno che non segue necessariamente i tuoi valori. Poiché ti piace questa persona, ti ritrovi invece a seguire i suoi valori. Per avere una migliore idea di noi stessi e sviluppare la nostra intelligenza emotiva, è importante rivedere i nostri valori di volta in volta. Analizza le tue azioni e confrontale con i tuoi valori. Dove puoi migliorare? C'è un valore che hai messo da parte per un motivo? Chiediti se ti piace il cambiamento. In tal caso, continua il tuo percorso. Se non ti piace la modifica, dai un'occhiata alle tue azioni e vedi come puoi farle corrispondere ai tuoi valori.

Prevedi le tue emozioni

Un altro modo per rafforzare la consapevolezza di sé è cercare di prevedere le proprie emozioni in determinate situazioni. Per fare questo, puoi pensare a situazioni in cui ti trovi. Ad esempio, puoi pensare a come reagirai quando ti rendi conto che non rispetterai una scadenza per il tuo progetto. Se ti sei trovato in una posizione come questa prima, puoi pensare a come hai reagito. Se non ti sei mai trovato prima nella situazione, ti chiederai come credi di agire. Ti arrabbi? Se è così, perché? Credi che saresti eccitato? Non pensare troppo al modo in cui reagirai, lascia semplicemente che le probabili emozioni ti vengano in mente. Una volta che hai pensato ad una situazione e conosci le tue emozioni, puoi pensare razionalmente al modo in cui vorresti reagire. Anche se credi che la rabbia sia un'emozione razionale per la situazione, puoi pensare a come reagirai a questa rabbia.

Crea un elenco dei tuoi ruoli

Tutti abbiamo diversi ruoli nelle nostre vite. Ad esempio, sei il figlio di qualcuno, potresti anche essere il fratello, il collega, il genitore di qualcuno, ecc. Qualunque ruolo tu abbia, scrivilo. Pensa a tutto, dall'essere un padrino a un conoscente a qualcuno nel tuo lavoro. Vuoi persino pensare ai tuoi hobby. Ad esempio, se ti piace disegnare o dipingere nel tuo tempo libero, sei un artista. Se ti piace scrivere, sei uno scrittore. Scrivi ognuno di questi ruoli. Uno dei posti perfetti per scrivere questo elenco sarebbe nel tuo diario. Lascia spazio in modo da poter aggiungere all'elenco e ci sarà una volta in cui diventerai più consapevole di uno dei tuoi ruoli. Ad esempio, se hai vicini, uno dei tuoi ruoli è quello di essere, appunto, un vicino. Questo è spesso un ruolo che le persone trascurano. Non creare semplicemente un elenco di ruoli. Cerca anche di descriverli. Discuti le tue responsabilità con ogni ruolo e come ti fanno sentire. Sii onesto su come ogni ruolo ti fa sentire. Dopo tutto, non è necessario condividere questo elenco con nessuno. Ti aiuta a conoscere meglio te stesso e le tue emozioni.

Conosci i tuoi trigger (fattori scatenanti)

Tutti abbiamo fattori scatenanti. Queste sono le azioni intraprese da altre persone che ci fanno reagire in un certo modo. Ad esempio, ti arrabbi dopo aver appreso che il tuo amico ti ha mentito. Mentre rimani ancora in contatto, ti ritiri ma non ti fidi più tanto di lui. Pertanto, mentire è uno dei tuoi fattori scatenanti. Sarai in grado di scoprire i tuoi grilletti una

76

volta che inizi a riconoscere le tue reazioni o pensieri alle situazioni. Quando ti prendi del tempo per chiederti: "Perché mi sento arrabbiato?" o "Perché mi sento triste?" Sarai in grado di individuare la causa delle tue emozioni, che è il fattore scatenante.

Guarda l'immagine più grande

Anche se non ci piace ammetterlo, abbiamo una visione molto ristretta del mondo. Gli umani pensano naturalmente di essere la persona più importante del mondo. Spesso sentiamo che i nostri problemi sono i più grandi. Guardando l'immagine più grande, sarai in grado di intervenire prima di reagire. Inizierai a riconoscere i tuoi trigger, che ti permetteranno di fare un passo indietro e pensare ai tuoi prossimi passi. Ciò ti consentirà anche di imparare un po' di più sulle tue reazioni ai trigger.

Presta attenzione alle tue emozioni con i media

I media ci circondano. Non importa se stiamo controllando i social media sul nostro telefono o accendendo la televisione o la radio. Avrai notizie locali e nazionali. Uno dei modi migliori per conoscere le tue emozioni è attraverso i titoli che leggi e ascolti. È difficile per noi mascherare le nostre emozioni quando ci vengono comunicate informazioni che non avevamo mai saputo prima. Pertanto, quando si sente parlare di un reato commesso nella propria zona, si reagirà in modo naturale. Non penserai alla tua reazione.

Quando senti le notizie e reagisci, fai un passo indietro e pensa alla tua reazione. Puoi scrivere di questo momento nel tuo diario per darti la possibilità di capire la tua reazione. Una volta analizzata la tua reazione, chtrediti se è così che vuoi reagire a quella notizia. C'è qualcosa che vuoi cambiare? Ricorda di essere onesto con te stesso. A volte non siamo orgogliosi delle nostre emozioni. Ciò non significa che siano sbagliati o che non dovremmo sentirle. Significa solo che vogliamo trovare un modo per riconoscerle e imparare come controllarle.

Capitolo 9

Sviluppa il tuo EQ

E Q può essere sviluppato? Questa domanda è importante per via del significato dell'intelligenza emotiva sia per la vita quotidiana che per la vita aziendale. È noto che le tue emozioni possono lavorare a tuo favore o contro di te. Essere in grado di sviluppare la tua intelligenza emotiva ti mette su un piedistallo dove puoi incanalare i tuoi sentimenti nella giusta direzione. Quindi, è molto importante che tu sappia come scegliere le tue emozioni. Quando si tratta di discussioni importanti come questa, non è saggio dipendere da congetture e opinioni popolari perché hanno la tendenza a essere fuorvianti. Non puoi permetterti di essere spensierato riguardo alla fonte delle tue informazioni, specialmente quando hai bisogno di informazioni su qualcosa che può migliorare la tua vita come l'intelligenza emotiva.

Competenze richieste per lo sviluppo del tuo EQ

Il modo migliore per sapere se è possibile sviluppare il tuo EQ o meno è ascoltare gli esperti in questo importante campo della vita. David Caruso e Peter Salovey, entrambi professori e studiosi dell'intelligenza emotiva, hanno affermato che è possibile sviluppare il tuo EQ. In "The Emotionally Intelligent Manager", la loro pubblicazione sull'intelligenza emotiva, hanno identificato 4 abilità vitali che devi avere prima che sia possibile per te sviluppare la tua intelligenza emotiva.

Queste 4 abilità includono:

- Essere in grado di identificare i tuoi sentimenti e quelli delle altre persone intorno a te.

- Essere in grado di utilizzare i tuoi sentimenti nella guida dei tuoi pensieri e del processo di ragionamento.

- Essere in grado di cogliere il modo in cui le tue emozioni tendono a cambiare e crescere durante vari eventi che si svolgono.

- Essere in grado di rimanere obiettivi e utilizzare le informazioni fornite dalle proprie emozioni per prendere decisioni e agire di conseguenza.

Non puoi sviluppare l'EQ quando fai fatica a identificare i tuoi sentimenti. Dovresti essere in grado di dire esattamente come ti senti prima di sapere come canalizzarlo nel modo giusto. Devi essere in grado di distinguere tra emozioni cattive, negative e positive perché questo è fondamentale per il tuo EQ. Dovresti essere in grado di dire quando ti senti triste, ad esempio, poiché ciò ti aiuterà a garantire che il tuo processo decisionale non sia ingombro da quell'emozione.

Devi anche essere in grado di identificare le emozioni degli altri per sapere come relazionarti con loro Dovresti essere in grado di dire che una persona in particolare è arrabbiata, per esempio, perché ti aiuterà a conoscere il tipo di cose da dire a quella persona senza aggiungere "sale alla ferita". Una volta che puoi identificare le tue varie emozioni e quelle delle altre persone intorno a te, sei pronto a migliorare la tua intelligenza emotiva.

Devi essere in grado di utilizzare i tuoi sentimenti nella guida dei tuoi pensieri e del processo di ragionamento. È molto importante che tu sia responsabile delle tue emozioni mentre ragioni e pensi. In caso contrario, le tue emozioni interferiranno frequentemente con il tuo processo di pensiero e l'effetto risultante di tale malessere è uno scarso processo decisionale.

Devi essere in grado di cogliere il modo in cui le tue emozioni tendono a cambiare e crescere durante i vari sviluppi degli eventi. Ci sono eventi specifici che cambiano rapidamente le tue emozioni. Devi essere in grado di identificare tali situazioni e pianificare di conseguenza. Una volta che si verificano tali situazioni, sarai in grado di metterti in guardia per evitare di rovinare un giorno perfetto. C'è una linea sottile tra avere una brutta giornata e avere una buona giornata. A volte basta solo una decisione sbagliata per rovinarla. Essere in grado di imparare dal passato è una dimostrazione di intelligenza.

L'ultima volta che qualcuno ha parlato male di te pubblicamente, come ti sei sentito? Che cosa hai fatto? È necessario identificare tali momenti chiave per essere al comando delle proprie emozioni. I tuoi detrattori possono identificare quel tuo tallone d'Achille e usarlo contro di te. Se le persone sanno che ti arrabbierai quando qualcuno parlerà del tuo coniuge in un modo che non ti piace, potrebbero usarlo per farti fare qualcosa di cui ti pentirai in seguito.

Devi essere in grado di rimanere obiettivi e utilizzare le informazioni delle proprie emozioni per prendere decisioni e agire di conseguenza. Le tue emozioni possono passare dal positivo al negativo in pochissimo tempo, quindi devi essere in grado di rimanere obiettivo nonostante ciò che senti. Le persone che sono in grado di gestire bene le proprie emozioni, hanno perfezionato l'arte di controllarle per non influenzare il modo in cui agiscono. Il processo decisionale di qualità è il prodotto di una mente sana che sfrutta tumulti emotivi.

Devi essere in grado, alcune volte, di rinunciare a cose che desidereresti fare ma che non sarebbero la scelta giusta per te…come per esempio resistere alla tentazione di tradire la propria compagna. Tali momenti chiave sono le differenze tra una vita di qualità e una vita piena di rimpianti. La vita ti offrirà molto, ma devi essere in grado di identificare ciò che è meglio per te e ciò che è buono per te. L'abilità più importante è riuscire a distinguere tra i due. Qualcosa potrebbe essere meglio per te per via della gratificazione a breve termine, ma non buona per la tua felicità a lungo termine.

Come sviluppare il tuo EQ

Avendo riconosciuto le competenze necessarie per poter sviluppare il tuo EQ, sei pronto per il prossimo passo. Di seguito sono riportati i modi in cui puoi sviluppare la tua intelligenza emotiva:

Riduci le tue emozioni negative

L'incapacità di ridurre le emozioni negative non è di buon auspicio per te. Capisco che è più facile a dirsi che a farsi, ma non è impossibile. Un modo per ridurre le tue emozioni negative è valutare la situazione che ti ha portato al modo in cui ti senti. Ad esempio, a nessuno piace essere criticato, specialmente quando è nella sfera pubblica, ma non tutte le critiche sono distruttive. È necessario valutare il profilo della persona che parla e la validità delle loro affermazioni.

Il profilo della persona ti aiuterà a capire perché potrebbe dirti le cose che ti sta dicendo. Questa persona ha qualcosa da guadagnare da questa critica? Se le persone che conosci e che si prendono cura di te ti criticano, molto probabilmente stanno solo cercando di aiutarti a migliorare. So che avresti preferito che le critiche non fossero pubbliche, ma è pratica dell'umiltà accettare ciò che è stato detto e migliorare.

Sii consapevole di come usi le parole

Devi stare attento alle cose che dici alle persone. Non devi rilasciare tutto perché sei arrabbiato. Le parole sono come missili e impossibili da fermare una volta rilasciate. Puoi scegliere di parlare educatamente con le persone anche quando non ti valutano bene o non parlano bene di te.

Mettiti nei panni delle persone in modo coerente

L'empatia è la chiave dell'intelligenza emotiva. Non ti arrabbi perché il tuo capo ti parla con rabbia e trascura le cose che stai attraversando? Non aspettarti sempre che gli altri siano emotivamente intelligenti come te, prendi sempre l'iniziativa. Inoltre, impara a trovare delle scuse per le altre persone. Invece di dire che il tuo capo è una persona terribile, potresti pensare che per lui è solo una brutta giornata.

Sii consapevole delle cose che ti stressano

È inoltre necessario fare attenzione alle attività che tendono ad aumentare il livello di stress. Riduci queste attività e sarai in grado di provare meno emozioni negative che possono farti prendere decisioni sbagliate.

Sii assertivo

Non è sbagliato far conoscere alle persone le cose che ritieni inaccettabili per te. A volte, le persone presumono che gli altri dovrebbero sapere cosa gli piace e cosa non gli piace. Rendere chiaro alle persone intorno a te che non ti piace una cosa particolare li aiuterà a evitare di farti queste cose. Non avranno nulla di cui lamentarsi se li rimproveri quando fanno queste cose perché sono stati avvertiti. È vero che ci sono persone che faranno cose che non ti piacciono solo per infastidirti, ma definire chiaramente le tue simpatie e antipatie contribuirà a ridurre tali eventi.

Sii aperto al parere degli altri

Quando senti solo la tua voce, non puoi migliorare la qualità della tua vita. Ci sono volte in cui hai fatto o pensato qualcosa in un modo particolare e hai sentito che avevi ragione, ma ti sei reso conto di aver sbagliato dopo aver ascoltato l'opinione di qualcun'altro. Impara a chiedere l'opinione degli altri e confronta. In questo modo prenderai decisioni migliori e otterrai anche la fiducia degli altri.

Essere paziente

Impara a ritardare le tue decisioni il più a lungo possibile. Le decisioni prese in fretta torneranno a perseguitarti. Prenditi il tuo tempo e pensa prima di fare qualsiasi cosa. Puoi parlare con le persone che ritieni siano attendibili, così da farti aiutare a prendere la decisione più giusta. Alcune decisioni sembrano assurde, ma ti renderai conto che non lo sono, col senno del poi. A meno che tu non debba assolutamente rispondere istantaneamente, prenditi il tuo tempo perché le decisioni prese in modo ponderato hanno sempre maggiori possibilità di essere giuste di quelle prese immediatamente.

Come aumentare la tua intelligenza emotiva e dominare le tue emozioni

Nel corso del libro si è discusso di emozioni, capacità comunicative e intelligenza emotiva. Abbiamo già concordato che tutti questi aspetti si uniscono per formare un concetto molto più ampio. Padroneggiare le tue emozioni è l'abilità chiave che uno deve raggiungere per diventare emotivamente intelligente. È il più cruciale per l'ulteriore sviluppo e miglioramento.

Ecco alcuni modi per dominare le tue emozioni.

Innanzitutto, identifica ciò che senti.

Ti senti davvero arrabbiato o è qualcos'altro che ti disturba? Devi avere chiarezza sull'emozione e metterla in discussione. Il più delle volte ci sentiamo arrabbiati, ma non conosciamo la causa. Supponiamo di conoscere la causa, ma alla fine non ne abbiamo davvero idea. Molto probabilmente, stiamo trasferendo la nostra rabbia da qualcosa a qualcos'altro.

In secondo luogo, riconosci e apprezza le tue emozioni.

Sii grato per le tue emozioni. Sappi che le tue emozioni ti supportano per tutta la vita. Sii grato che ti stanno guidando e ti stanno dando un messaggio segreto. Questo messaggio solo tu puoi vederlo. Sii felice di sentire e di essere empatico. Alcune persone sono chiuse e non hanno alcun legame interiore con le loro emozioni. Ma tu lo fai! Quindi usa la tua connessione interiore e comprendi il messaggio che ne deriva.

Sii curioso del messaggio che questa emozione ti sta dando.

Poni queste domande. Cos'altro potrebbe significare? Cosa posso imparare da questo? Come voglio sentirmi? Cosa sono disposto a fare al riguardo? Chiediti questo e attendi una risposta. Come vuoi risolvere questo problema? Come posso imparare da questo? L'ho già sentito prima? In tal caso, cosa ho fatto allora per risolverlo? Sii fiducioso.

Questo suggerimento è stato menzionato più volte nel corso del libro. Questo è il modo più veloce, semplice e potente per gestire qualsiasi emozione! Devi essere fiducioso. Le tue emozioni si rafforzeranno nel tempo una volta che avrai la fiducia necessaria per migliorarle. Svilupperai un modo di pensare completamente nuovo.

Accetta che puoi gestirlo non solo oggi ma anche in futuro. Ricorda come hai gestito questo tipo di situazione prima e ripeti l'azione. Prova a cambiare la tua percezione e sappi che puoi farlo. Sappi che puoi fare tutto ciò che ti viene in mente.

Emozionarsi e agire. Agisci e controlla le tue emozioni. Ricorda che è importante prendersi cura dell'emozione quando inizia per la prima volta e non quando è già sviluppata e matura. Se lasci l'emozione incustodita, presto combatterai con un enorme mostro, anziché con uno piccolo. Se non riesci a dominare le tue emozioni, sentirai disagio, esitazione e persino riluttanza a provare le cose. È meglio iniziare ora. Non importa l'età. Puoi migliorare te stesso e sviluppare la tua intelligenza emotiva.

Quindi siamo già giunti alla conclusione che l'intelligenza emotiva è cruciale per il nostro benessere. Ora come possiamo aumentare il nostro livello di intelligenza emotiva? Vogliamo essere tutto ciò che possiamo essere, quindi vogliamo raggiungere le stelle. Tuttavia, per migliorare la nostra intelligenza emotiva dobbiamo essere in grado di comprendere e gestire le nostre emozioni. Ciò si ottiene sviluppando le competenze chiave per il controllo e la gestione dello stress opprimente.

Ecco alcuni modi in cui possiamo migliorare la nostra intelligenza emotiva.

a) Dobbiamo imparare come ridurre rapidamente lo stress in momenti e in contesti diversi. Questo significa semplicemente che dobbiamo essere in grado di gestire il nostro stress, indipendentemente da dove ci troviamo. Dobbiamo renderci conto di quando siamo stressati e identificare la nostra risposta allo stress. Dobbiamo capire i diversi fattori scatenanti dello stress. Dobbiamo esserne consapevoli.

b) Dobbiamo imparare a riconoscere le nostre emozioni e impedirgli di sopraffarci. A volte le nostre emozioni tendono a controllarci, o lasciamo che siano loro il leader. Dobbiamo avere il controllo di noi stessi.

Dobbiamo capire come viviamo le nostre emozioni. Possiamo provare sentimenti intensi? Proviamo sentimenti ed emozioni discreti? Dobbiamo assicurarci di prestare attenzione alle nostre emozioni. Se non prestiamo attenzione, allora ci mancherà sicuramente qualcosa. Chissà, la cosa che ci manca potrebbe essere la più importante di tutte. Dobbiamo essere in grado di connetterci emotivamente con gli altri usando la comunicazione non verbale. Dobbiamo prestare attenzione al linguaggio del corpo degli altri. Assicurati di stabilire un contatto visivo con l'altra persona e di concentrarci anche su di lui. Dobbiamo capire alcuni comportamenti degli altri e vedere se il loro linguaggio non verbale sta trasmettendo la stessa cosa.

c) Dobbiamo imparare a usare l'umorismo e giocare per contrattaccare situazioni difficili. Questo risale a uno degli esempi, ricordati di ridere. Forse diventa più creativo per cercare di appianare le differenze. Non prendere tutto troppo sul serio e ricorda che può solo migliorare.

d) Dobbiamo imparare a risolvere i conflitti in modo positivo e sicuro. Assicurati di scegliere gli argomenti e di rimanere concentrato sul presente. Ricorda sempre di perdonare e accettare l'immutabile.
Soprattutto, assicurati di essere in grado di risolvere il tuo conflitto. Cerca di non lasciarlo irrisolto se puoi. È meglio trovare una soluzione che aspettare. Una volta padroneggiate queste abilità, saremo in grado di sviluppare e migliorare la nostra intelligenza emotiva. Ci vorrà del tempo, ma alla fine, ne varrà la pena.

L'intelligenza emotiva è fondamentale per il nostro benessere. Quindi perché non dovremmo provare a migliorarla? Rileggi quei suggerimenti e usali nella tua vita. Fai pratica e presto sarai in grado di sviluppare e migliorare la tua intelligenza emotiva, con lo scopo di vivere felicemente.

Una volta che abbiamo un reale controllo delle nostre emozioni e della nostra vita in generale, tutto il resto va a posto da sé. Allora, cosa stiamo aspettando? Non vuoi essere felice? Certo che lo vuoi!

Ecco alcuni suggerimenti extra su come recuperare e mantenere la tua felicità. (Questi suggerimenti ovviamente sono anche correlati alle emozioni e alla comunicazione.)

Sii fiducioso. Forse questo suggerimento è già stato detto, ma è cruciale per il nostro sviluppo. Se sei sicuro di te stesso, sarai felice delle scelte e delle decisioni che prendi. Quindi sii fiducioso!

Sii consapevole. Sii consapevole delle tue emozioni e sappi come ti stanno influenzando. Una volta che ne sarai consapevole, allora essere felice è solo un passo. Fai attenzione anche agli altri.

Cerca il positivo nelle tue esperienze. Invece di esprimere emozioni negative, assicurati di provare a essere positivo. Non lasciare che la negatività offuschi il tuo giudizio.

Pratica gratitudine. Se pratichi gratitudine e mostri il tuo apprezzamento, ti sentirai meglio. Ti sentirai realizzato. Vedrai che anche gli altri avranno rispetto e ti prenderai cura di te.

Visualizza il tuo io migliore. Prova a visualizzare quale sarà il tuo futuro e come raggiungere questi obiettivi. Molte persone si sentono più felici quando hanno in testa una chiara immagine di dove vogliono essere nella loro vita.

Mostra a te stesso comprensione. Non essere così duro con te stesso. Se ti stai sempre "picchiando", allora sarai sicuramente più negativo che positivo. Impara a gestire lo stress e a non sfogarti con te stesso o con gli altri. Mostra a te stesso la stessa gentilezza che mostri agli altri.

Ci sono molti altri modi in cui si può raggiungere la felicità, ma si spera che quelli discussi fino ad ora ti abbiano dato un'idea. Questi consigli erano diretti verso modi più emotivi e mentali per raggiungere la felicità. La felicità, in generale, è sempre in discussione.

Alcune persone non si rendono nemmeno conto di quando sono felici o di cosa la felicità significhi per loro. Queste persone sono perse e non hanno il controllo. Queste persone non hanno una forte capacità di intelligenza emotiva e necessitano di migliorare questi aspetti.

Vuoi sentire il controllo, essere fiducioso e padroneggiare le tue emozioni. Vuoi essere in grado di comunicare in modo impeccabile e di sentirti accettato nel tuo ambiente. Vuoi essere consapevole dell'ignoto e dell'inevitabile. Devi avere un terzo occhio, per così dire. Hai il potere dentro di te. Il potere è sempre stato lì, devi solo trovarlo.

Capitolo 10

Metti a frutto l'EI nelle relazioni e nei luoghi di lavoro

L'intelligenza emotiva ha guadagnato popolarità negli ultimi tre decenni ed è considerata importante, se non addirittura più importante di un punteggio di QI. Mentre la popolarità dell'intelligenza emotiva decollava, i gestori delle risorse umane e i datori di lavoro ne hanno preso atto e l'hanno integrata nel processo di assunzione. Le persone che sono emotivamente intelligenti hanno più successo e hanno migliori prestazioni lavorative complessive.

Quando stai cercando di integrare l'intelligenza emotiva nel tuo posto di lavoro, vedrai dipendenti più felici, più soddisfatti e complessivamente più efficaci. Come dipendente, ti sentirai più soddisfatto del lavoro che hai scelto. L'intelligenza emotiva è applicabile in ogni fase della carriera di una persona. Al giorno d'oggi per avere successo sul posto di lavoro e avanzare nella scala gerarchica, è necessario capire quanto l'intelligenza emotiva sia cruciale per il successo.

Perché l'intelligenza emotiva è così preziosa sul posto di lavoro?

EI è un'abilità preziosa sul posto di lavoro, come qualsiasi altra. Questa particolare abilità consente una migliore comunicazione, una migliore gestione, migliori capacità di risoluzione dei problemi e relazioni migliori. EI ritiene che molti ricercatori possano essere migliorati con la pratica e la formazione.

Come si può sapere se un dipendente ha un EQ alto o basso? Un dipendente con un EQ elevato prenderà decisioni migliori e le sue capacità di risoluzione dei problemi saranno ad un livello superiore rispetto a qualcuno con un EQ basso. Inoltre, questo dipendente non sarà spaventato dalla pressione nel risolvere i conflitti e la loro empatia sarà maggiore. Il dipendente il cui EQ è elevato troverà utili anche le critiche costruttive e ascolterà, rifletterà e risponderà a queste critiche.

Un dipendente con un EQ basso agirà in modo completamente opposto. Semplicemente non si assumerà la responsabilità per eventuali errori che potrebbero aver causato e giocheranno a fare la vittima. Il dipendente con basso EQ avrà uno stile comunicativo passivo o aggressivo. Il rifiuto di lavorare in gruppo e l'essere eccessivamente critico nei confronti degli altri sono altre caratteristiche di questo tipo di dipendente. Mentre un dipendente con un EQ elevato può gestire critiche costruttive, un dipendente con un EQ basso non è aperto a nessun'altra opinione nonostante sia eccessivamente critico nei confronti degli altri.

Il confronto tra i due impiegati chiarisce che si desidera incoraggiare la formazione dell'intelligenza emotiva sul posto di lavoro. Anche se non sei un manager, la tua influenza può avere un impatto sul luogo in cui lavori.

Incoraggiare gli altri a comprendere e implementare l'intelligenza emotiva è un'opzione. Alcune persone tendono ad essere naturalmente abili nelle emozioni. Anche se non sei una di quelle persone, ci sono ancora modi in cui puoi migliorare la tua comprensione e ragionare con le emozioni. Sul posto di lavoro, questa abilità è preziosa per via delle relazioni e delle decisioni che la maggior parte delle volte farà affidamento sulla comprensione delle prospettive delle altre persone, sul lavoro di gruppo e sulle comunicazioni.

L'intelligenza emotiva è buona per essere utilizzata dai leader sul posto di lavoro perché quando capisci cosa motiva i tuoi dipendenti, sei in grado di motivarli e ispirarli. In cambio, questi impiegati daranno un buon riscontro sul posto di lavoro e saranno orgogliosi del loro operato. Le persone che vengono trattate bene sul posto di lavoro sono spesso più felici, hanno più successo e sono più orgogliose del lavoro che svolgono. Praticando e incoraggiando la formazione dell'intelligenza emotiva in tutto il posto di lavoro, sei sulla buona strada verso la creazione di un ambiente in cui le persone chiedono a gran voce di lavorare.

Quando ogni singolo dipendente si sente valutato e compreso, è più facile per loro proporre idee per migliorare le condizioni di lavoro, includere la produttività e migliorare le relazioni tra dipendenti. Bisogna comprendere che l'intelligenza emotiva non è passiva, ma piuttosto capire cosa sentono e necessitano i dipendenti e i datori di lavoro. Responsabilizzare la leadership in un'azienda consente loro di identificare e agire sulle opportunità quando gli altri potrebbero non esserne consapevoli. L'intelligenza emotiva aumenta la consapevolezza delle situazioni che si verificano sul posto di lavoro, rendendola una risorsa preziosa per i leader.

Prendi in considerazione un'organizzazione a cui manca un leader che prende decisioni. È probabile che l'inversione di tendenza sarà elevata, il morale dei dipendenti scenderà e le tensioni aumenteranno. L'intelligenza emotiva sul posto di lavoro è più importante che mai. Come società, siamo consapevoli di ciò che motiva i dipendenti a lavorare sodo. La leadership deve riflettere le qualità dall'organizzazione. Empatia, comprensione e supporto dovrebbero essere al centro del posto di lavoro. Per arrivarci, bisogna iniziare allenando gli altri all'intelligenza emotiva. Riconoscere e risolvere i conflitti sul posto di lavoro in modo equo è importante. I leader che sono addestrati e abili nell'intelligenza emotiva sono in grado di farlo. Quando è in atto un sistema che risulta uniforme e non in conflitto, la soddisfazione dei dipendenti nell'organizzazione aumenterà. I leader efficaci sono quelli che desiderano condurre in modo equo e l'intelligenza emotiva lo consente. Il morale sul posto di lavoro aumenterà perché stai utilizzando tutti i potenziali dei professionisti. Utilizzando il talento che hai a portata di mano, i dipendenti sapranno che sono apprezzati, che possono far carriera e avere successo. Sapranno che la leadership dell'azienda riconosce che non è necessario cercare fuori dall'organizzazione perché il talento di cui hanno bisogno è già a loro disposizione.

Ricorda che quando stai osservando le diverse forme di intelligenza, lo scopo dell'intelligenza emotiva è quello di ottenere informazioni conoscendo le emozioni di altre persone e conoscendo le tue. I luoghi di lavoro utilizzano l'intelligenza razionale, ma non è sufficientemente efficace. L'intelligenza razionale richiede una posizione obiettiva quando si guardano fatti e cifre e ci si concentra solo su ciò che è razionale. Quando i tuoi dipendenti vedono un leader con un'intelligenza emotiva elevata, sanno che questi leader sono alla ricerca di una situazione vantaggiosa per tutti. Le persone che sono emotivamente intelligenti saranno sicure, resilienti e perseveranti. Un buon modo per verificare quanto siano emotivamente intelligenti i tuoi dipendenti è iniziare testando questo in modo che tu possa avere aiuto con il processo di assunzione e sviluppare la leadership. Ricorda che entrambe le forme di intelligenza sono necessarie per avere un leader a tutto tondo sul posto di lavoro. Inoltre, ricorda che un leader non è solo una questione di gestione, ma può essere chiunque prenda posizione e lavori per ciò che è meglio per chi li circonda.

Sul posto di lavoro, i dipendenti emotivamente intelligenti hanno maggiori possibilità di andare oltre in termini di carriera. L'EQ è qualcosa che ogni giorno influenzerà le decisioni prese dai datori di lavoro, incluso l'assunzione e il licenziamento dei dipendenti. I datori di lavoro promuoveranno un dipendente la cui intelligenza emotiva è più elevata. Perché? Perché i dipendenti con un'intelligenza emotiva elevata si motivano meglio. Questi individui hanno una migliore capacità di autoregolazione e i livelli di motivazione sono alti. Questo, a sua volta, può portare a una minore procrastinazione, una maggiore fiducia in se stessi e la capacità di concentrarsi su obiettivi a lungo termine. Tutto ciò avvantaggia l'ambiente di lavoro perché non devi preoccuparti dei dipendenti che stanno sprecando tempo e risorse, perché la loro spinta verso il raggiungimento degli obiettivi è elevata.

L'EQ consente una migliore salute mentale. Quando le persone hanno un'intelligenza emotiva più elevata, tendono ad avere un atteggiamento più positivo e una visione migliore e più felice della vita. Questi individui sono anche in grado di entrare in empatia più efficacemente con gli altri e guardare il punto di vista di un altro è un'abilità in cui eccellono. Comprendendo meglio le emozioni, la comunicazione sarà positiva e ci permetterà di comunicare meglio con i colleghi, con cui migliorerà il rapporto di lavoro. L'EQ ti consente di sentirti meno stressato e più felice. Tutti questi fattori hanno un impatto enorme sulla tua salute fisica, e questo da solo è già un motivo enorme per migliorare la tua intelligenza emotiva. Sul posto di lavoro, ciò si traduce in minori giorni di malattia, lavoratori più felici e meno conflitti.

Migliora l'intelligenza emotiva sul posto di lavoro

Quando stai cercando di migliorare, insegnare e applicare l'intelligenza emotiva sul posto di lavoro, ci sono alcuni suggerimenti che puoi incoraggiare a seguire.

Pratica l'autocoscienza

All'inizio del libro, abbiamo parlato di diventare più autocoscienti. Nota come le emozioni che provi influenzano le decisioni e le azioni che stai compiendo. Assicurati di capire quali sono i tuoi punti di forza e di debolezza emotivi. Incoraggia gli altri con cui lavori a seguire gli stessi passaggi. Spiega loro come diventare più autocoscienti, li aiuterà sia nelle loro relazioni che nel loro lavoro.

Prendi in considerazione l'idea di parlare con la leadership dell'importanza dell'intelligenza emotiva sul posto di lavoro, se questa non è una cosa possibile, fai la tua parte per assicurarti di aumentare la tua consapevolezza, di per sé è già sufficiente.

L'autoregolamentazione è essenziale

Devi trovare il modo di affrontare lo stress legato al lavoro. Assicurati di avere un hobby o qualcosa che ti piace fare lontano dal lavoro. L'esercizio fisico e la meditazione sono delle scelte eccellenti. Assicurati di non avere aspettative troppo alte sul lavoro e cerca di rimanere calmo. Concediti il tempo per pensare e prenditi una pausa prima di prendere qualsiasi decisione, in particolare se queste sono decisioni importanti. Mantieni la calma concentrandoti su pensieri positivi e riformulando la situazione. In questo modo, ti stai rifiutando di cedere allo stress e invece ti concedi il lusso di goderti dove ti trovi nel corso della tua vita.

Migliora le tue abilità sociali

Scopri come ascoltare attivamente e prestare attenzione quando parlano i tuoi manager e colleghi. Fai attenzione alla comunicazione non verbale, perché spesso le persone del dicono di più con il proprio corpo che con la bocca. La persuasione e l'influenza sono abilità efficaci che dovresti considerare di affinare. Assicurati che quando ti viene richiesto di intervenire e gestire i conflitti, tu sia appropriato e fallo solo quando necessario. Costruire relazioni sul lavoro è importante, avere relazioni positive sul posto di lavoro consente un ambiente positivo. Meno stress e meno traumi sono utili sia sul posto di lavoro che nella vita privata.

Pratica Empatia

Consentire a te stesso di guardare una situazione dal punto di vista dell'altra persona è importante, soprattutto al lavoro. Se il conflitto sta per sorgere, devi ricordare che la tua opinione non è l'unica. Lavorando per migliorare la tua empatia, sei meglio equipaggiato per camminare nei panni di qualcun altro e prendere decisioni basate sulle due prospettive. L'empatia ti consente anche di prestare attenzione a come gli altri intorno a te stanno rispondendo. Quando lo metti in azione, le relazioni sul lavoro saranno meno tese.

Concentrati sulla tua motivazione

La motivazione può essere facile da perdere sul lavoro, ma quando ti concentri sugli aspetti del lavoro che ami piuttosto che sugli aspetti con cui sei scoraggiato, la tua motivazione potrebbe migliorare. Mantenere un atteggiamento positivo e mantenere una visione ottimistica mentre si è al lavoro, a volte può essere difficile, ma essere consapevoli di eventuali pensieri negativi che stai provando migliorerà la tua motivazione e ti permetterà anche di essere più felice dove ti trovi.

Intelligenza emotiva e relazioni

Le persone con un'intelligenza emotiva elevata hanno relazioni più sane, più appaganti e più facili. Essendo in sintonia con ciò che gli altri sentono e quali emozioni stanno vivendo, queste persone sono in grado di evitare le insidie comuni delle relazioni. Per utilizzare la tua intelligenza emotiva personale per migliorare le tue relazioni, bisogna iniziare con la gestione delle tue emozioni. Immagina le persone che sanno di essere arrabbiate e sono in grado di allontanarsi dalla situazione in modo da poter cercare con calma un modo per gestire la situazione. Questi individui hanno un EQ elevato, che consente loro di evitare conflitti e discussioni perché sono in grado di riconoscere i loro movimenti e notare come reagiranno in diverse situazioni. L'autocoscienza di questi individui consente loro di pensare prima di reagire.

Alcune persone sembrano capire cosa provano le altre persone. Queste persone useranno tali informazioni per guidarli attraverso le loro relazioni. Il vantaggio di poterlo fare è che la maggior parte delle volte, sei in grado di scoprire cosa c'è che non va e porre domande che eviteranno la difesa della risposta. Quando il tuo EQ è alto, come in questo caso, hai la possibilità di parlare con le persone e dare loro l'opportunità di discutere i loro problemi con calma. Quando osservi come usare l'intelligenza emotiva nelle tue relazioni, capirai che ci sono diversi modi per farlo. Tieni presente che le persone che sono emotivamente intelligenti sono in grado di far fronte a lamentele o critiche. Questi individui conoscono il modo appropriato di gestire determinate situazioni, e questo gli permetterà di auto-calmarsi e migliorare la loro capacità di pensiero. Mentre ti prendi cura dei tuoi bisogni, sei anche consapevole di quelli delle persone che ti circondano.

Nelle relazioni, è abbastanza comune che la nostra personalità le influenzi. Spesso, diventiamo competitivi e vogliamo che il nostro "io" sia soddisfatto, ignorando i bisogni individuali dell'altra persona. La mentalità della maggior parte delle persone è quella di voler aumentare il valore personale, così da essere più desiderabili nel lavoro, nel proprio aspetto, nella posizione sociale e nella ricchezza. Questa mentalità ha influenzato negativamente le relazioni. Molti di noi non pensano a lungo termine, ma piuttosto a breve termine, il che ci porta a scendere a compromessi e a non valutare per bene la relazione stessa.

L'intelligenza emotiva entra in gioco perché mentre stai lavorando per capire chi sei, stai anche lavorando per capire chi è l'altra persona. Questo tipo di investimento in un altro individuo porta a un legame più duraturo e una migliore comprensione. Le relazioni richiedono apertura e onestà, e questa abilità è promossa da un alto quoziente emotivo. Tieni presente che mentre sei in una relazione, per evitare le insidie comuni, aiuta tanto essere in grado di capire il tuo partner comprendendo i suoi bisogni emotivi.

Come possiamo migliorare l'intelligenza emotiva nelle nostre relazioni sul posto di lavoro e nelle nostre relazioni intime?

Ci sono alcuni passaggi che puoi seguire per migliorare la tua intelligenza emotiva a beneficio delle tue relazioni personali e delle tue relazioni lavorative.

Comprendi chi sei

Ricorda che la chiave per una spiccata EQ è l'autocoscienza. Ciò richiede che tu ti capisca a un livello più profondo, per permetterti di avere percezioni più accurate e capire come ti confronti con altre persone. Quando aumenti la consapevolezza di te stesso, assicurati di comprendere i tuoi punti di forza e i modi con cui puoi migliorarli. Ricorda che questo non è una cosa da fare in un giorno, questo è qualcosa che devi praticare su base regolar

Feedback e critica sono importanti

Le persone emotivamente intelligenti comprendono l'importanza del feedback e delle critiche. Senza questi due elementi, non crescerai e la relazione non sopravviverà. Se hai problemi con il feedback che ti viene dato, è importante che tu sia in grado di esprimerlo in un modo produttivo che non danneggi la relazione. Assicurati di riconoscere come il tuo comportamento sta influenzando l'altra persona. Essere consapevoli e ascoltare l'altra persona ti consente di difenderti dalla negazione, il che ti aiuta ad aumentare la tua intelligenza emotiva.

Riconosci come ti senti in diversi momenti della giornata

Se presti attenzione, in particolare quando stai vivendo forti emozioni, capirai come notare eventuali schemi e comportamenti che accompagnano queste emozioni. Questo aiuta perché stai espandendo il modo in cui identifichi le tue emozioni e ti permetti di prendere un momento e riflettere sulle tue reazioni. In questo modo coinvolgi le tue capacità di problem solving in modo da poter comprendere le tue emozioni e utilizzarle a tuo vantaggio. Comprendere le emozioni che stai vivendo ti consente anche di modellare il modo in cui interagisci con le altre persone. Questo è utile sia sul posto di lavoro che nelle relazioni intime.

Pratica consapevolezza

La consapevolezza è semplicemente scegliere di prestarvi attenzione. Quando guardi una situazione o un momento, e ti riservi di giudicare, ti stai permettendo di vedere il momento così com'è. Quando impari ad osservare piuttosto che a reagire, stai aumentando la consapevolezza che hai dei sentimenti e delle emozioni che provi. La consapevolezza ti permette anche di tenere lontani i sentimenti negativi. Sia nel lavoro che nelle relazioni personali, la consapevolezza è benefica. Ti stai permettendo di vivere ogni momento senza lasciare che i momenti siano offuscati dal giudizio. In questo modo, ti concedi la possibilità di concentrarti e reagire in un modo che avvantaggia sia te che l'altro individuo.

Le emozioni positive si moltiplicano e meritano una celebrazione

Quando le tue relazioni sono migliori, sperimenterai più emozioni positive. Partecipa intenzionalmente ad attività che ti danno gioia e osserva come cambiano le tue emozioni. Alcune attività che sono buone per portare emozioni positive includono essere riconoscenti, partecipare ad atti di gentilezza, esercitare e pensare a esperienze positive passate. Concentrarsi sul positivo terrà a bada il negativo. Le tue relazioni sentiranno l'impatto di questo perché quando provi emozioni e sentimenti positivi, stai anche facendo delle scelte migliori nelle tue relazioni.

Ascolto attivo durante il conflitto

Quando vieni in conflitto con qualcuno, tendi a diventare aggressivo e prepotente? Consentirti di ascoltare attivamente durante una discussione ti darà l'opportunità di ascoltare ciò che l'altra persona sta dicendo. Quando le tue emozioni sono forti durante una discussione, è comune pensare solo alla tua prospettiva e non ascoltare ciò che l'altra persona sta dicendo. Spesso pensiamo di avere ragione, quindi smettiamo di ascoltare. Assicurati di praticare l'ascolto attivo durante un conflitto, comprenderne la prospettiva e capire ciò che si sta dicendo. L'intelligenza emotiva è importante sul posto di lavoro e nelle nostre relazioni non può essere sottovalutata. Per avere relazioni produttive e sane, dobbiamo migliorare la nostra intelligenza emotiva perché, senza questa abilità, le nostre relazioni ne soffriranno. Migliorando le relazioni che hai nella tua vita, sarai in grado di sperimentare la realizzazione e la soddisfazione. Impara ad affinare le abilità che miglioreranno la tua intelligenza emotiva e vedrai che ne trarrai beneficio.

Perché l'intelligenza emotiva è migliore dell'intelligenza cognitiva

Molto prima del 1996, la gente credeva che qualcuno che aveva un'alta intelligenza cognitiva fosse destinato a riuscire nella vita. Attraverso le opere di diversi psicologi, questa antica credenza è stata messa alla prova. Nel mondo di oggi, si ritiene che le intelligenze di strada abbiano maggiori probabilità di successo rispetto alle intelligenze dei libri.

L'intelligenza cognitiva è limitante nella sua stessa natura. Di solito, le persone con un QI elevato sono limitate al successo in classe solo se mancano di intelligenza emotiva. Il QI viene di solito calcolato utilizzando un test standardizzato. In precedenza, i punteggi sul QI di qualcuno erano stati compilati dividendo l'età mentale di un individuo con la sua età cronologica, quindi moltiplicandola per cento. Nel recente passato, questo è cambiato, le persone fanno i test del QI e il loro punteggio medio viene confrontato con il punteggio delle altre persone, che sono nella loro fascia di età. Le persone con un QI elevato hanno abilità eccezionali quando si tratta di aree come l'elaborazione visiva e spaziale. Sono in grado di elaborare rapidamente e accuratamente ciò che vedono e derivare una relazione spaziale tra gli oggetti che vedono. Da un'unica vista, sono in grado di immaginare più cose e scenari. Ciò è dovuto alla loro percezione, memoria, attenzione, linguaggio e altre capacità esecutive stabilite. Inoltre, le persone con un alto QI hanno una vasta conoscenza del mondo e di come funziona. Questo perché sono in grado di leggere molto e hanno una memoria duratura del diverso fenomeno che si verifica. Hanno spiegazioni del perché le cose accadano, come fanno nella maggior parte dei casi. Tuttavia, questo non è tutto se l'individuo manca di intelligenza emotiva. Potrebbero teoricamente sapere come opera il mondo, ma in pratica potrebbero non essere in grado di operare nel mondo reale. Questo perché la vita nel mondo reale richiede cose come la capacità di coesistere con altre persone che potrebbero essere diverse nel loro sistema di credenze e nel loro credo. Questa è una sfera della vita che richiede non solo la conoscenza della testa ma anche un'applicazione pratica. Le persone con un QI elevato di solito hanno ragionamenti lineari. Quando si tratta di risolvere i problemi e farsi strada attraverso una certa complessità, queste sono le persone a cui rivolgersi. Tuttavia, la sfida si presenta se alla persona manca ancora l'intelligenza emotiva. Potrebbe avere soluzioni ragionevoli, ma nella maggior parte dei casi possono essere implementate solo in un mondo ideale, dove le persone non hanno emozioni. In qualsiasi relazione o organizzazione, quando si formula una strategia di risoluzione dei problemi, si deve pensare a come la soluzione proposta influenzerà la vita e le emozioni delle persone coinvolte. Pertanto, avere una ragione fluida sulla natura di una situazione non è sufficiente se non si prendono in considerazione le ripercussioni emotive che potrebbe avere sui suoi soggetti.

Le persone con un QI elevato hanno sia una memoria funzionante che una memoria a breve termine. Questo è utile quando le cose devono essere ricordate. Sul posto di lavoro, ad esempio, sono fondamentali per garantire un flusso regolare di processi, in quanto altre persone possono chiedere loro assistenza su come fare qualcosa e possono mettere in relazione processi e eventi più vecchi con la situazione di tendenza. Sono molto strumentali quando si tratta di prevedere le tendenze future, spesso perché contabili e analisti dipendono dalle occorrenze passate per prevedere cosa è probabile che accadrà in futuro. Tuttavia, questo stato di memoria non è una cosa positiva se manca un backup dell'intelligenza emotiva. È probabile che tali individui immagazzinino cose brutte che sono successe o che sono state fatte a loro. Ciò può causare caos e vincoli costanti nelle varie relazioni, sia lavorative che sociali. Inoltre, potrebbero anche utilizzare una esperienza negativa passata, per limitare ciò che fanno o i rischi che sono disposti a correre nel presente. A causa di un vivido ricordo di qualcosa che è accaduto e della serie di attività che hanno portato a tale cosa indesiderabile, potrebbero evitare di riprovare, il che è un fattore limitante per progredire sul posto di lavoro o persino negli affari.

Le persone con QI elevato hanno la capacità di ragionare quantitativamente ed elaborare una serie di pensieri contemporaneamente. Questa è una cosa vantaggiosa. Ad esempio, sul posto di lavoro, sono in grado di essere multi-task ed essere più produttivi. Se queste persone mancano di intelligenza emotiva, c'è un'enorme probabilità che nel corso delle loro azioni danneggino gli altri. Ad esempio, è probabile che non prestino attenzione a qualcuno, poiché ascolteranno mentre provano a fare altre cose o mentre pensano attraverso qualcosa di completamente diverso da ciò che l'oratore sta dicendo. Inoltre, la loro capacità di elaborare più di un pensiero alla volta potrebbe renderli eccessivamente impazienti. Quando hanno a che fare con persone con un quoziente cognitivo inferiore, che potrebbero aver bisogno di più tempo per elaborare un singolo pensiero, potrebbero aver bisogno di intelligenza emotiva in modo da essere in grado di entrare in empatia, rallentare e accogliere qualcuno che è completamente diverso da loro. Quindi, chiaramente, affinché una persona con un QI elevato abbia successo, la sua capacità cognitiva è un fattore veramente ristretto da prendere in considerazione, poiché il successo deve essere coniato con una serie di altri fattori, l'intelligenza emotiva come ingrediente principale.

D'altra parte, l'intelligenza emotiva è più ampia e più pratica nelle situazioni della vita reale. È misurato dalla capacità di qualcuno di esprimere, percepire, valutare e controllare le proprie emozioni. L'intelligenza emotiva fonda la sua base su abilità come identificare le emozioni. Questo è un aspetto importante del successo nel mondo di oggi, nel mondo degli affari, sul posto di lavoro o nelle relazioni sociali. Le emozioni continuano a cambiare e tutti hanno la capacità di provare emozioni sia negative che positive. La capacità di vedere cambiare le emozioni delle altre persone è fondamentale, ad esempio, dando loro un po' di spazio per elaborare o intervenire e per poterle aiutarle dove possibile. La capacità di identificare le proprie emozioni è fondamentale per aiutare a relazionarsi con gli altri e comunicare i propri bisogni. Ad esempio, se si è in grado di identificare i trigger emotivi, spesso si cercherà di controllare le emozioni negative, in modo che possano rimanere produttivi. Un esempio è, se ricevere una telefonata come prima cosa al mattino dopo il risveglio porta un po' di instabilità emotiva, identificando quello stato, sarete in grado di rimanere produttivo e stabile anche durante un giorno in cui qualcuno vi ha chiamato al mattino. La tua capacità di identificare il trigger dietro l'emozione, ti farà inviare un messaggio di "chiamare più tardi" alla persona dall'altra parte, così da evitare un inizio di giornata, non dei migliori.

Un individuo emotivamente intelligente è in grado di valutare i sentimenti degli altri. Tutti abbiamo sentito parlare della frase che siamo esseri sociali. Al lavoro, a casa o negli affari, il modo in cui ci relazioniamo con le altre persone è di fondamentale importanza. Alcuni ricercatori hanno identificato che le persone sono generalmente disposte a pagare di più per un prodotto di qualità inferiore quando vengono trattate nel modo giusto. Ciò significa che le persone acquistano emozioni più di quanto acquistino prodotti. Un famoso attivista per i diritti civili negli Stati Uniti, Maya Angelou, è l'uomo comunemente citato nella capacità di identificare i sentimenti degli altri e farli sentire meglio. Ha fatto una dichiarazione audace, ma vera, secondo cui molto probabilmente le persone dimenticheranno quello che hai fatto, quello che hai detto, ma certamente non dimenticheranno quello che hai fatto sentire loro. Sul posto di lavoro come leader, molto probabilmente la tua squadra non ti seguirà per le direttive che gli dai, ma lo faranno per via della tua missione. Pertanto, la tua capacità di identificare i sentimenti della tua squadra nella tua missione è un aspetto chiave per assicurarti che collaborino con te e che siano incanalati verso il raggiungimento dell'obiettivo prefissato. Quando, ad esempio, sei un investitore e stai cercando di finanziare un imprenditore, se sei in grado di identificare un grammo di passione in essi, puoi quasi essere sicuro che stai per investire in un'impresa valida.

Gli individui emotivamente intelligenti sono geni nel controllare le proprie emozioni. In quasi ogni forma di interazione, ti ritroverai irritato o le cose andranno a finire non come ti aspettavi che fossero. Il modo in cui reagisci in questa situazione può spesso determinare se la tua reputazione rimane inalterata, se mantieni i tuoi clienti, il tuo lavoro, la tua amicizia o la tua famiglia. È stato detto spesso che non puoi riprendere le parole che usciranno dalla tua bocca, e quelle stesse parole costruiranno o distruggeranno te e altre persone. Pertanto, l'incapacità di qualcuno di controllare le proprie emozioni può distruggere qualcosa che hanno costruito nel corso degli anni, che si tratti di un'azienda o di una carriera. Ciò accade soprattutto quando non si è in grado di controllare la propria rabbia e si reagisce a tutto. Ad esempio, se urli a un cliente che non è in grado di individuare un determinato prodotto nel negozio di alimentari, la probabilità che quel cliente torni è minima, se non inesistente. Inoltre, molto probabilmente scomparirà anche qualsiasi cliente che ti ha visto perdere la calma, poiché temono il giorno in cui li tratterai allo stesso modo.

Gli individui emotivamente intelligenti sono in grado di facilitare la comunicazione sociale e relazionarsi bene con gli altri. Le tue connessioni determineranno tanti altri fattori della tua vita, con chi ti sposerai, il portafoglio dei tuoi clienti, le tue possibilità di imparare una cosa nuova, la tua capacità di incontrare nuove persone e molte altre cose. Quando sai come avviare una conversazione con quasi tutti e creare un'atmosfera calda in cui un legame sociale può solidificarsi, sciogliendo qualsiasi muro di estraneità, puoi essere sicuro di avere un vantaggio quando si tratta di avere successo. Una persona emotivamente intelligente è in grado di sapere quando mantenere le cose come "ufficiali" e quando aggiungere un senso "personale" ad esse. Sul posto di lavoro, la tua capacità di comunicare con il tuo team e di relazionarti bene con loro determinerà la loro volontà di ascoltare qualsiasi altra cosa tu abbia da dire in termini di direttive e degli obiettivi da raggiungere. Inoltre, se sei un leader e ti relazioni bene con lo staff, molto probabilmente esprimeranno i loro suggerimenti su come poter migliorare le cose e su come pensano che tu possa raggiungere meglio gli obiettivi prefissati. Se sei un imprenditore, la tua capacità di sfruttare in modo efficace qualsiasi opportunità di rete determinerà nella maggior parte dei casi la tua base di clienti, le tue vendite e, in definitiva, i tuoi profitti. Inoltre, i clienti saranno fedeli alla tua attività o al tuo prodotto in base alla loro impressione di te e al modo in cui ti relazioni. Ad esempio, se un musicista va in tour e accetta la richiesta di un fan di firmare un autografo per lui, è molto probabile che la fedeltà del fan al musicista aumenterà in modo significativo, rispetto a un musicista che ignora la richiesta del fan. In un aspetto sociale, c'è un vecchio proverbio che dice "non hai mai una seconda possibilità per fare una buona prima impressione". Questo richiede un alto livello di intelligenza emotiva per creare e successivamente mantenere amicizie. Pertanto, la capacità di fare una prima impressione positiva duratura e di relazionarsi bene con altre persone, dipende interamente dalla tua intelligenza emotiva e non dalla tua intelligenza cognitiva.

In poche parole, l'intelligenza emotiva è migliore dell'intelligenza cognitiva se si deve avere successo in qualsiasi area, che si tratti di carriera, affari o circoli sociali.

Perché l'intelligenza emotiva è importante per il successo nella vita

La capacità di riconoscere ciò che provi, ciò che provano le altre persone, senza essere sopraffatto, la capacità di motivarti a fare qualcosa e di rispondere efficacemente e in modo costruttivo a una situazione emotiva sono i fondamenti dell'intelligenza emotiva. Sarebbe ingiusto se restringessimo il successo in una singola definizione, ad esempio, di dove si è nella scala della carriera, o, quanti soldi si fanno, perché per persone diverse, può significare cose diverse. Indipendentemente da ciò che definisci successo nel tuo mondo, l'intelligenza emotiva è un ingrediente chiave. L'intelligenza emotiva costituisce il punto di intersezione tra emozioni e cognizione. È la principale forza trainante per la nostra capacità di essere resilienti, motivati, ragionare, gestire lo stress, essere empatici e comunicare in modo efficace. Inoltre, l'intelligenza emotiva ci porta nella direzione che prendiamo, attraverso i conflitti sociali e altre esperienze quotidiane indesiderate.

L'intelligenza emotiva fornisce un quadro attraverso il quale possiamo rispondere a diverse situazioni. Ci aiuta a valutare se le risposte che diamo a una determinata situazione sono coerenti o incompatibili con la convinzione che abbiamo delle emozioni. Sul posto di lavoro, le persone che hanno un alto livello di intelligenza emotiva indipendentemente dal livello in cui si trovano, che si tratti di un management o di un tirocinante, tali individui sono più adatti a lavorare con un team, grazie alla loro capacità di capire gli altri punti di vista delle persone e rispondere in modo appropriato. Inoltre, affrontano meglio qualsiasi cambiamento all'interno dell'organizzazione, dal momento che sono in grado di controllare la resistenza umana generale al cambiamento e di elaborare ciò che provano per i cambiamenti. Le persone emotivamente intelligenti sono brave nella gestione dello stress che può derivare dal posto di lavoro, un disaccordo con un collega o una pressione di lavoro. Sono in grado di mantenersi motivati, un fattore che li guida verso il raggiungimento degli obiettivi di business anche in un ambiente apparentemente instabile.

Gli individui emotivamente intelligenti hanno un alto livello di consapevolezza di sé. Riconoscono le loro diverse emozioni e ciò che le scatena. In qualsiasi contesto, sono in grado di valutare l'effetto che le loro emozioni hanno sulle altre persone. Essendo consapevoli di se stessi, vengono costantemente sottoposti all'introspezione. L'autovalutazione è un fattore importante se devi riuscire in qualcosa. Ti dà la possibilità di identificare i tuoi punti di forza, lavorare sui punti deboli, sfruttare le opportunità disponibili e sfruttare i meccanismi per affrontare eventuali minacce. Che si tratti di affari o di leadership, l'autovalutazione costante è fondamentale. Inoltre, quando un individuo è pienamente consapevole di chi sia, ricevere feedback sia negativi che positivi non è mai un problema per loro. Di solito sono aperti alle critiche positive, perché è qualcosa che alimenta un cambiamento positivo. D'altra parte, sono in grado di rispondere in modo appropriato, in un modo che non distruggerà loro o il critico, in un caso di critica negativa. Per avere successo in qualsiasi area della leadership, è essenziale che tu sia in grado di accogliere tutti, sia quelli che pensano che tu sia un buon leader, dal momento che ti tengono motivato, che quelli che non pensano che tu sia un buon leader, poiché ti tengono sotto controllo e inoltre alimentano il tuo miglioramento. Inoltre, che tu sia un tirocinante, un imprenditore o un manager, sapere cosa ti tiene motivato è essenziale per il tuo successo. Tutto questo è parte integrante dell'autocoscienza. Quando siamo onestamente in grado di elencare ciò che ci fa andare avanti, siamo in grado di alimentare costantemente noi stessi e comunicare i nostri bisogni ad altre persone. La motivazione è senza dubbio un fattore dominante quando si tratta di raggiungere il successo in qualsiasi aspetto della nostra vita.

Un'altra categoria di intelligenza emotiva è l'autoregolazione. Ciò consente a un individuo di rispondere invece di reagire a qualsiasi forma di emozione negativa. Ovunque tu sia nella vita, che tu sia alla guida di una start-up o un'azienda multimilionaria, che lavori in un'organizzazione o stia a casa con i tuoi figli, ci saranno momenti in cui verrai messo alla prova su come riesci a gestire la tua emozione. Sei veloce a urlare a qualcuno o ti prendi del tempo per elaborare qualunque cosa sia successa? Prendersi un po' di tempo prima di reagire a un'azione o a un'emozione spiacevole, ti dà il tempo di elaborare la tua emozione o di vedere la situazione dal punto di vista dell'altra persona. Come leader, avrai follower che hanno un punto di vista diverso dal tuo, una personalità diversa e molte altre differenze. Per capire la diversa natura e personalità mostrate da persone diverse, è sorprendente, e per qualcuno che non è disposto ad accettare la diversità un po' scioccante, rendersi conto che anche un bambino risulta diverso dai loro genitori, indipendentemente dalla quantità di tempo che trascorrono insieme. Questo ci dice di quanto siamo inclini a lavorare con le differenze, come leader aziendali o persone in carriera, con persone provenienti da culture, nazioni e background diversi. Pertanto, la tua capacità di comprendere le altre persone e controllare qualsiasi emozione che potrebbe distruggere completamente la tua relazione con loro, è la chiave per riuscire a guidarle o meno. L'autoregolamentazione consente anche di assumersi la responsabilità, invece di incolpare e puntare il dito. È una tendenza umana primitive, quella di sollevare le proprie difese di fronte a un problema. Come leader, tuttavia, il coraggio di assumersi la responsabilità anche in situazioni non ideali è molto utile per migliorare la propria leadership. Nei circoli sociali, le persone sono attratte dall'onestà più che dalla perfezione.

Le persone emotivamente intelligenti sono in grado di rimanere concentrate su tutti gli obiettivi che si prefiggono. Di solito, le persone senza un alto livello di intelligenza emotiva dipendono interamente dalla motivazione esterna. Questo è un terreno sciatto su cui costruire la tua vita e le tue azioni. Per com'è il mondo, un giorno le persone riconosceranno le tue buone opere come leader, i tuoi sacrifici come genitore, i tuoi risultati come dipendenti e la tua crescita come imprenditore. In altri giorni, una nuvola grigia scura ti circonderà e ti chiederai se stai facendo bene. Sai cosa ci dice l'intelligenza emotiva in tali situazioni? Aspetta, la tua gratificazione deriva dal raggiungimento di qualcosa che ti eri prefissato. In questo modo, non smetterai di fare ciò che dovresti fare semplicemente perché qualcuno non ha riconosciuto i tuoi sforzi. Questo tipo di grinta per continuare a muoversi indipendentemente da chi ci sta guardando, esultando o criticando, compensa i momenti di eventuale sconforto.

Alcuni intensi settori di carriera hanno l'intelligenza emotiva come prerequisito per il successo. Mettendo da parte il libro, pensa a come sarebbe entrare nell'ufficio di un consulente che non ha capacità di ascolto e nessuna capacità di mostrare empatia. Senza alcun dubbio, annulleresti qualsiasi possibilità di terapia. Un altro caso classico... ti sei mai immaginato se la prima cosa che il tuo dottore faceva, ogni volta che lo andavi a trovare per un problema di salute, era piangere? Probabilmente l'avresti sostituito molto tempo fa. Anche nel caso di un assistente sociale che rischia di incontrare alcune ingiustizie sociali, come l'abuso di minori, l'abbandono e molte altre, la loro capacità di mostrare empatia nei confronti del soggetto, senza arrendersi al diluvio di emozioni che sta sorgendo al loro interno determinerà quanto riescono nella loro carriera. Per avere successo nella vita, può contribuire in una certa misura, l'intelligenza emotiva. Quando sei nella posizione migliore per gestire lo stress e la pressione, riduci le possibilità di contrarre malattie come la depressione e l'ansia che a lungo andare possono contribuire a problemi mentali e cardiaci. È un dato di fatto, tutti affrontiamo difficoltà, che si tratti di perdere qualcuno che amiamo, responsabilità aggiuntiva sul lavoro o depressione nella curva economica della tua attività. La capacità di affrontare una situazione del genere e trovare soluzioni, è alimentata dall'intelligenza emotiva, formando un legame tra essa e la resilienza. I ricercatori hanno scoperto che le persone che hanno un alto livello di intelligenza emotiva hanno meno probabilità di esaurirsi mentre sono al lavoro. Le persone emotivamente intelligenti diventano buoni leader poiché sono in grado di rallentare, essere consapevoli e più tolleranti con se stessi.

L'intelligenza emotiva è la chiave del processo decisionale. In qualsiasi area della tua vita, sia sociale, economica o spirituale, ti verrà richiesto di prendere decisioni. Gli esseri umani emotivamente intelligenti si trovano in una posizione migliore nel prendere decisioni praticabili. Il ruolo chiave di un leader, ad esempio, è prendere decisioni per conto della tua organizzazione o del tuo team. Se sei un genitore, ti viene assegnato il compito di prendere decisioni su, ad esempio, gli investimenti familiari, dove vivere, in quale scuola portare i tuoi figli e come spendere soldi. Avere in mente la natura delle tue emozioni e gli impulsi che le scatenano ti aiuterà a prendere decisioni migliori e consapevoli. È stato detto che il momento migliore per prendere una decisione non è quando sei felice, o quando sei triste. Questi due estremi possono spingerti a prendere decisioni che sono irreversibili e avverse al tuo benessere e al benessere degli altri. Ad esempio, come investitore, se qualcuno lancia un'idea che sembra troppo attraente e invia torrenti di adrenalina alla tua anima, in quel momento, siediti, calmati e pensa con una mente aperta. Ciò ti consentirà di porre domande, identificare eventuali scappatoie e poter prendere una decisione migliore, sulla base di informazioni e non di emozioni. Potresti essere fuori a bere con gli amici un venerdì sera e, per caso, vedi una bella ragazza al tavolo seduta da sola. Potresti sentirti attratto da lei, ed è un'emozione assolutamente sorprendente. Potresti essere attratto dal conoscerla di più, spostarti al suo tavolo e scatenare una conversazione del venerdì sera di cinque ore. Per quanto bello sia quel momento, non è quello ideale. L'emozione dell'attrazione potrebbe mascherare entrambi e potrebbe essere difficile porre domande che potrebbero costituire una solida base per il successo della vostra relazione. La cosa ideale da fare è chiederle un altro appuntamento, più avanti nella settimana, in modo da poter confermare se dopo ti sentirai allo stesso modo, come a prima vista. Crea una conversazione ben guidata questa volta. Consenti ad entrambi di contribuire alla conversazione e di farsi delle domande. In base a come va, sarai in una posizione migliore per decidere se la relazione può proseguire o no. Per un genitore, l'intelligenza emotiva determinerà tante cose. Ad esempio, nel modo in cui disciplinate i vostri figli.

Capitolo 11

Credenze e Intelligenza emotiva

Le credenze di una persona interagiscono con l'intelligenza emotiva? Le persone di solito sostengono le loro credenze come verità incondizionate, indipendentemente dal fatto che possano essere provate o meno. Una persona può credere che tutti siano uguali e dovrebbe essere trattati come tali, mentre un'altra persona può credere che tutti dovrebbero essere trattati diversamente. Le loro convinzioni formano i loro punti di vista, e danno un senso a ciò che dicono e fanno. Tutti osserviamo le situazioni e le persone intorno a noi in base a ciò in cui crediamo. Le credenze sono il fondamento di molte emozioni che funzionano contemporaneamente (Greaves, Ph.D., Jean and Fullerton, M.S., Robert, 2019).

Ad esempio, pensa a due persone che sono colleghe con credenze apparentemente contrarie. Una persona, Andrea, prende sul serio la sua posizione, lavora sodo. È orgoglioso del suo lavoro e spesso impiega lunghe ore perché è convinto che la sua dedizione al lavoro si rifletta nella quantità di tempo che trascorre lavorando in ufficio. È sposato e si prepara a portare sua figlia all'università l'anno prossimo.

Anche l'altra persona, Roberto, è diligente e laboriosa, ma considera la sua giornata di lavoro una giornata lavorativa dalle nove alle cinque, quindi va a cenare con la sua famiglia, trascorrere del tempo di qualità con il suo bambino più piccolo e si gode il tempo in famiglia.

Andrea pensa che sia obbligo di Roberto lavorare più ore per aiutare la sua filiale a raggiungere gli obiettivi. Tuttavia, Roberto lavora le stesse ore di sempre e lavora a casa la sera dopo aver trascorso del tempo con la sua famiglia e aver messo a letto i bambini. Le sue ricerche serali gli danno un vantaggio iniziale al mattino. Andrea non si rende conto che Roberto sta facendo uno sforzo extra.

Entrambi apprezzano la loro vita professionale e la loro famiglia. Tuttavia, ognuno di essi ha un diverso punto di vista su cosa sia il duro lavoro e su quale sia il modo migliore per prendersi cura della propria famiglia. Andrea, vedendo Roberto non impegnarsi di più sul lavoro decide di evitarlo in ufficio perché i suoi sentimenti lo portano a credere che i loro valori non siano sincronizzati.

Credenza	Percezione	Emozioni	Comportamenti
Ho fatto degli straordinari per completare il lavoro.	Lasci ogni giorno il lavoro prima di me.	Sono pieno di risentimento perché non contribuisci alla realizzazione degli obiettivi.	Sono risentito, quindi ti eviterò perché mi fai stare male.

Il nostro comportamento e i nostri sentimenti sono guidati dalle nostre credenze

Molte delle nostre ipotesi e ciò che prevediamo provengono da credenze. Che sia giusto o sbagliato, le nostre credenze confondono la nostra visione delle situazioni in cui ci troviamo e delle persone che ci circondano. La situazione non decide come ci sentiamo, ma è il modo in cui vediamo la situazione, sulla base di ciò in cui crediamo.

Quando vediamo una situazione attraverso l'obiettivo di ciò in cui crediamo, abbiamo particolari emozioni che sono suscitate e, a sua volta, ci influenzano nel modo in cui ci comportiamo in una determinata situazione.

Riconosci le credenze non realistiche, obsolete o inefficaci usando l'intelligenza emotiva

Se riconosciamo una situazione che suscita emozioni problematiche, può aiutare tornare indietro con la mente e guardare alla convinzione di base che abbiamo in quella situazione. Se, per esempio, inizi ad agitarti per una situazione con una persona, sarebbe utile prima di tutto esaminarla da solo. Quando riconosci la reazione emotiva, pensala come un segnale dal tuo corpo e dalla tua mente che indica qualcosa di sbilanciato. Quando hai questo tipo di reazione, potrebbe indicare che una convinzione che hai è stata violata. Se è un'emozione che ti sta causando angoscia ed è forte, considera il modo in cui hai percepito cosa sta succedendo e come può essere collegato a una convinzione. Se puoi, scrivi la tua convinzione come una dichiarazione.

Ecco i modi per scoprire la tua convinzione, ripensarla e adattarla in modo da eliminare le emozioni negative

A volte il lavoro ha bisogno di tutti per andare oltre i propri limiti per essere realizzato. È possibile essere in grado di pensare a credenze alternative. A volte, prenderai la decisione di confermare le tue convinzioni e intraprendere determinate azioni basate su di esse. Ci saranno altre volte in cui capirai che la tua convinzione sta creando una disputa nella tua relazione con i tuoi colleghi. Per esempio, puoi modificare la convinzione che è necessario dello straordinario per completare un lavoro, perché magari alcune persone sono in grado di ottenere di più senza dover dedicare ore extra all'ufficio. Le credenze prive di scopo possono essere modificate per adattarsi alle mutevoli pratiche di lavoro.

Gestisci credenze incompatibili con l'intelligenza emotiva

Ci saranno momenti in cui una convinzione che difendi e ti è cara non è condivisa da altri. La convinzione può essere così essenzialmente importante per te che non vuoi né modificare né ripensare che è un'opzione. Ad esempio, potresti avere la convinzione che non ci siano persone cattive, solo persone che cercano di fare del loro meglio. Tuttavia, il tuo capo, cinico, crede che le persone siano semplicemente pigre e amano prendere scorciatoie. In questo caso hai tre scelte da fare: puoi affrontare la convinzione del tuo capo, vivere con la sua convinzione o andartene.

Quando vivi con queste situazioni, significa accettare di poter non essere d'accordo su ogni cosa con gli altri e avere il desiderio di cambiare ciò in cui crede l'altra persona. Puoi disimpegnarti emotivamente e concentrarti sul lavoro da svolgere. Quando ci sono convinzioni che sono in conflitto e sono essenziali per il lavoro che fai, gli atteggiamenti della tua azienda o il rapporto con il tuo capo, possono essere un segnale per te che sarebbe meglio disconnettersi e trovare una posizione, un capo o società che ha credenze compatibili con le tue. (Greaves, Ph.D., Jean and Fullerton, M.S., Robert, 2019)

Il comportamento è spinto da emozioni e sentimenti, pensieri e credenze. C'è sempre una ragione per cui facciamo ciò che facciamo. Le azioni non avvengono senza causa e le cause sono le nostre emozioni e sentimenti, le nostre credenze e i nostri pensieri.

Ad esempio, potremmo avere la convinzione che qualcuno dovrebbe dire "scusami" se si imbattono in noi. Il nostro comportamento può essere attivato da questa convinzione. Ci sono volte in cui siamo consapevoli dei nostri sentimenti e credenze e ci sono altre volte in cui non siamo consapevoli di ciò a cui stiamo rispondendo. Questi possono essere credenze o sentimenti inconsci, nascosti. Ci sono cause per i nostri sentimenti e credenze: provengono dalle esperienze che abbiamo avuto. Questo risale a prima che nascessimo. Ci sono incidenti che ci accadono e sviluppiamo idee su noi stessi e sul mondo a seguito di tali incidenti. Generiamo sentimenti sul nostro mondo e su noi stessi.

Le nostre credenze influenzano le nostre emozioni e, a loro volta, influenzano il nostro comportamento. Le credenze che sosteniamo possono essere o meno utili a noi e alle nostre emozioni. Per esempio, potremmo sentirci irritati se un membro di un club a cui partecipiamo una volta a settimana, arriva sempre in ritardo e vorremmo anche esternare i nostri sentimenti. A causa di ciò, prendiamo le distanze da lui, ma successivamente scopriremo che il ritardo era causato dal fatto che doveva badare alla mamma anziana e malata. Fortunatamente non avevamo agito sulla convinzione iniziale. Si impara che è necessario mettere in pausa, capire bene la propria convinzione, ripensarla e modificarla.

La correlazione tra le nostre credenze e l'intelligenza emotiva è quella che richiede tempo per comprendere e identificarsi nelle nostre reazioni emotive. Ora sappiamo che possiamo o riconoscere una convinzione come da sostenere indipendentemente dalla situazione o ripensare e adeguare la convinzione per riconsiderare la situazione stessa. La scelta sarà nostra. Dobbiamo solo riconoscere le credenze obsolete e quelle che vale la pena conservare. Con la pratica e usando la nostra intelligenza emotiva, possiamo avere successo nel raggiungere questo obiettivo.

Capitolo 12

Il potere dell'influenza

L'influenza è socialmente competente. Quando stai cercando un leader che usi l'influenza a proprio vantaggio, questi individui avranno un'alta consapevolezza di sé e un alto autocontrollo in modo da poter gestire sé stessi e rimanere comunque adattabili, empatici e positivi. Queste persone sono in grado di trasmettere le loro idee in un modo che è attraente per gli altri. Le influenze sono anche convincenti e coinvolgenti per costruire relazioni e ottenere ciò che desideri dagli altri. Ordinare alle persone non funziona, quindi usare la persuasione e l'ispirazione porterà al risultato desiderato. L'influenza è qualcosa che richiede empatia perché, senza empatia, non sei in grado di comprendere la prospettiva dell'altra persona.

Guardando l'influenza che hai, devi capire che l'intenzione è quella di far concordare un altro individuo o un gruppo di individui con ciò che stai dicendo, cosa stai facendo o cosa vuoi. Usando l'influenza, farai qualcosa e userai la persuasione che fa appello al singolo interesse personale oltre ad essere preparato per qualsiasi domanda. Controllando le tue emozioni, praticando l'autocoscienza e usando l'empatia, la tua capacità di influenzare gli altri aumenterà. Tienilo a mente quando cerchi di usare l'influenza nelle situazioni quotidiane.

Come viene utilizzata l'influenza?

L'influenza viene utilizzata in diversi aspetti della vita quotidiana, anche al lavoro, con la nostra famiglia e all'interno della nostra cerchia sociale. Quando comprenderai appieno il potere dell'influenza, ti accorgerai di averlo usato male per tutta la vita. Afferra e sfrutta il potere che detiene imparando come usare e far crescere la tua influenza.

L'influenza cambia la nostra percezione

Quando guardiamo come l'influenza cambia la nostra percezione, dobbiamo guardare ai fattori esterni che influenzano anche noi. Fattori come motivatori culturali, sociali e interni sono importanti quando si guarda come l'influenza può cambiare la nostra percezione. Esistono due tipi di influenze: strutturale e funzionale.

Strutturale si riferisce alla stimolazione fisica che sperimentiamo. Ciascuna delle influenze strutturali si collega a una delle funzioni del nostro corpo. Comprendiamo che posizionando diversi oggetti in categorie, siamo più in grado di dar loro un senso e dare loro un significato.

Le influenze funzionali sono quelle psicologiche, ma influenzano la nostra percezione. Saranno problemi emotivi e mentali, ma anche problemi di ansia, depressione e stati d'animo saranno tutti influenze funzionali.

Culturale

L'ambiente culturale in cui viviamo o in cui siamo cresciuti può influenzare il modo in cui vediamo il mondo. Dato che il tuo sistema di valori è collegato alla tua cultura, devi ricordare che questo modellerà ciò che conta per te come individuo. Il sistema di valori di ciascuna generazione può essere diverso, ma può anche indicare un comportamento futuro. L'influenza della nostra cultura va oltre il semplice personale. Usiamo il nostro sistema di valori per acquistare articoli perché tendiamo a gravitare verso le aziende che supportano il sistema. La cultura intorno a te riflette ciò che è importante per coloro che ti circondano. Scopri come la cultura influenza la tua vita quotidiana.

Il collettivo contro l'individuo

Nelle diverse culture, la mentalità tende ad essere collettiva o individuale. A seconda se la cultura valorizza gli individui al di sopra del gruppo o i gruppi degli individui modelleranno la percezione di questo gruppo culturale. Le culture collettive favoriscono gli obiettivi del gruppo. Ci si aspetta che tu metta tutto in prospettiva tenendo presente gli interessi del gruppo piuttosto che le preferenze personali. Una cultura individualistica preferisce relazioni indipendenti e promuove programmi personali sull'agenda del gruppo.

La lingua che parli

Lingua e cultura sono legate insieme. Pensa alle parole che usi per descrivere una situazione e prova a immaginare qualcuno che hai incontrato che descriverà la situazione in modo diverso. La nostra prima lingua modellerà il modo in cui pensiamo e percepiamo il mondo che ci circonda. Le parole hanno il potere di influenzare e cambiare le menti.

Fattori sociali

La cultura non è l'unica cosa che influenza la tua percezione. Anche il tuo ambiente sociale, comprese le opinioni di amici e familiari durante gli anni formativi, gioca un ruolo nella tua percezione.

La tua cerchia sociale

Non puoi fare a meno di ciò a cui sei stato esposto sin dalla nascita e le esperienze che hai avuto daranno forma a ciò che consideri normale e daranno forma al significato di determinati ruoli sociali. I tuoi genitori, la tua famiglia e altri che sono stati nella tua vita sin dalla nascita ti hanno dato una serie di linee guida su come qualcuno dovrebbe comportarsi e, come parte del gruppo, dovresti guardare le situazioni. L'ambiente sociale in cui sei cresciuto cambierà e influenzerà il modo in cui vivi il mondo e modellerà il tuo sistema di valori.

Ciclo vitale

Diverse esperienze che variano di intensità daranno forma al tuo sistema di valori. Esperienze come la guerra, la malattia e il trauma possono cambiare ciò che ritieni importante. L'influenza dell'esperienza non si limita a un periodo di tempo specifico nella tua vita, ma possono essere collegati a qualcosa di semplice come i ricordi. Tieni presente che non tutti percepiranno il mondo allo stesso modo perché ogni persona ha esperienze diverse che influenzeranno il modo in cui vedono le cose.

Persone con cui ti circondi

Le persone con cui fai compagnia influenzano anche la tua percezione. Comprendi che le relazioni che hai ti daranno forma e plasmeranno e cambieranno il modo in cui vedi il mondo, le tue relazioni, la tua carriera e la tua famiglia. L'influenza è forte quando le persone intorno a te hanno una maggiore intelligenza emotiva. Questi individui comprendono ciò di cui hai bisogno e ciò che desideri e comprendono la connessione tra empatia e influenza. Un individuo emotivamente intelligente comprende che è in grado di persuadere le persone con le loro opinioni e idee e rimodellare il modo in cui la persona percepisce la stimolazione che li circonda.

Umore

Le tue emozioni influenzano fortemente il modo in cui vedi e percepisci le situazioni. Quando sei di buon umore, la vita sembra fantastica e le varie situazioni che capitano, non sembrano fastidiose. Sei più ricettivo di umore positivo. Uno stato d'animo negativo renderà terribili e inaccettabili diversi aspetti della tua vita. Considerando questo, è importante non prendere decisioni se si è in uno stato d'animo negativo.

Ciò in cui crediamo

Tieni presente che il tuo sistema di credenze modellerà il modo in cui percepisci situazioni, conflitti e problemi. Se credi in qualcosa, avrai un risultato più positivo. Non solo credi nella religione, ma puoi anche credere di avere il potere di compiere il bene. La convinzione che puoi o non puoi fare qualcosa modellerà la tua influenza. Resta fedele al fatto che puoi realizzare tutto ciò a cui pensi e guardare crescere la tua influenza.

Cosa influenza le nostre emozioni?

Come hai imparato, le tue emozioni sono importanti e contano. I sentimenti e le emozioni che provi ti daranno forma e ti influenzeranno in modi che non avresti mai immaginato. Ricorda che il tuo corpo influenza la tua mente così come la tua mente influenza il tuo corpo.

Emozioni e influenza dei pensieri

La tua mentalità ha un impatto enorme sulle tue emozioni. Considera di essere in una mentalità negativa. È più probabile che tu esprima emozioni negative e possibilmente reagisca in modo negativo. Se invece hai una mentalità positiva, proverai emozioni positive. Considera quando pensi a qualcosa tutto il giorno e in seguito inizi a sentirti uguale al pensiero. Forse avevi rimuginato sui conflitti già di prima giornata, quelli che non erano stati risolti in modo soddisfacente. Finirai di cattivo umore e probabilmente dimenticherai perché stavi meditando. Quando ti renderai conto di quello che è successo, avrai trasformato una giornata in un'esperienza negativa.

Confronta l'esempio sopra con quando sei innamorato. L'amore è un'altra emozione forte che può influenzare il mondo che ci circonda. Tutto ciò che incontri quando sei innamorato sarà migliore, avrà un sapore migliore, suonerà meglio e sembrerà meglio. I pensieri che attraversano le nostre menti cambieranno e influenzeranno il modo in cui viviamo la vita e le emozioni che ne derivano. Tenendo questo a mente, è importante adottare una mentalità positiva e lavorare per riformulare consapevolmente i pensieri negativi. Le emozioni forti sono benefiche e non dovresti nasconderle. Devi anche tener conto del fatto che ciò che ti passa per la mente influirà su come ti senti. Riconoscerlo abbastanza presto può salvarti dal reagire male.

Abitudini

Prenditi un momento per pensare alle tue abitudini. Lavi regolarmente la tua auto per mantenerla sempre splendente? Mordere le unghie è un'abitudine che hai? Sei soggetto a mangiare d'impulso? Considera le abitudini che hai. I nostri processi di pensiero sono influenzati dalle nostre emozioni, così come le nostre abitudini. Le abitudini positive susciteranno emozioni positive e le abitudini negative susciteranno emozioni negative. Imparare cosa sta influenzando le emozioni che stai esprimendo ti aiuterà a imparare a controllare le emozioni e a cambiare le abitudini, se necessario.

Ambiente

Il nostro ambiente influenzerà le nostre emozioni. Il modo in cui tieni una casa influenzerà le tue emozioni e il tuo umore. Le persone con cui ti circondi influenzeranno anche le tue emozioni? Consideralo quando scegli il tuo ambiente. Essendo consapevoli del modo in cui reagiamo emotivamente a diversi stimoli nel nostro ambiente, saremo in grado di influenzare le nostre emozioni e il modo in cui le vogliamo. Se ti senti male con te stesso quando vai a casa, allora devi rimuovere te stesso da quell'ambiente. Guarda come stai reagendo alle diverse stimolazioni intorno a te. Osserva i modelli che emergono man mano che diventi più autocosciente. Quando lo fai, sarai in grado di notare cosa sta influenzando specificamente le tue emozioni.

Le tre influenze sopra elencate sono un buon punto di partenza. Presta attenzione a te stesso e a come ti senti e reagisci.

Salute fisica

Le tue emozioni sono anche influenzate dalla tua salute fisica. Quanto sei sano, qualsiasi malattia tu stia vivendo, determinerà delle emozioni che non sempre sono negative. Se sei malato invece, molto probabilmente proverai emozioni negative. Prendersi cura di te è importante anche per la tua intelligenza emotiva.

Espandere la tua influenza

Dato che siamo sul tema dell'influenza, forse vuoi espanderla. Di seguito sono riportati alcuni modi che ti permetteranno farlo.

Riconoscere

L'influenza che hai, sarà sempre lì. Indipendentemente da ciò che fai, manterrai sempre una posizione di influenza. Devi riconoscere e accettare l'influenza che hai già. Riconosci il potere dell'influenza che possiedi. Quando possiedi il potere interiore ma non lo riconosci, lo perdi.

Proattivi

Rimanere fermi non ti aiuterà a espandere la tua influenza. Devi cercare in modo proattivo opportunità. Incontra nuove persone, forma alleanze con nuove persone e crea nuove connessioni. Quando lo fai, sarai in grado di creare una rete di influenza e iniziare ad espandere la tua cerchia.

Ascolta attivamente

Una persona influente è qualcuno che ascolta coloro che lo circondano. Questo individuo è in grado di entrare in empatia attraverso l'ascolto e avrà un maggiore successo a far allineare gli altri con la sua linea di pensiero. Ricorda le abilità richieste per ascoltare attivamente. Esercitati su te stesso se necessario, ma assicurati di capire quanto sia importante l'ascolto attivo per l'influenza che vuoi sviluppare.

Empatizzare

Rafforzando la tua abilità di empatia, sei in grado di capire le persone e come si sentono. Empatizzando con gli altri, mostri che ti interessa ciò che stanno provando, e quindi costruisci sentimenti di fiducia. L'influenza viene dalla fiducia.

Concentrarsi sulle soluzioni

Sapere che desideri soluzioni consentirà agli altri di accettare la tua influenza e quello a cui stai pensando. Questo è utile nell'ambiente di lavoro. I dipendenti hanno bisogno di un leader che si concentri sulle soluzioni e quando guidate le persone verso soluzioni, la vostra influenza si espande.

Assumersi la responsabilità

Un leader accetta la responsabilità. Se il conflitto o il problema non è una tua colpa, come leader, devi comunque assumerti la responsabilità.

L'influenza è efficace quando una persona è un individuo onorevole. Assumendoti la responsabilità, stai dimostrando di essere emotivamente intelligente e capace di guidare in modo efficace.

Sii riconoscente

Quando le persone vengono valutate, rispettano l'opinione e l'influenza dell'altra persona. Apprezza ciò che hai, quelli che sono nella tua vita e ciò che gli altri danno per scontato. L'influenza è più efficace quando la persona che cerca di influenzare è cosciente di quel che ha.

Avere una visione

Per aumentare la tua intelligenza emotiva, è bene avere una visione di ciò che vuoi. Gli esercizi di visualizzazione e le immagini sono estremamente utili quando stai cercando di essere più consapevole di chi sei. Consapevolezza di sé, ricordati, è il primo passo per avere un'intelligenza emotiva elevata e gli obiettivi ti aiuteranno a sapere cosa vuoi. Prova a immaginare chi sarai in futuro e usa tutti i tuoi sensi per immaginarlo. Praticando la visualizzazione e avendo una visione, ti stai dando la possibilità di provare emozioni e apprendere le tue reazioni.

Cerca informazioni preziose

Le informazioni che abbiamo raccolto quotidianamente spesso possono essere travolgenti. Durante la giornata, filtra tutte queste informazioni e cerca quelle che ti saranno utili. Per aumentare la tua EI, devi essere in grado di cercare e decifrare le informazioni che ti stanno arrivando in modo da poter leggere le persone intorno a te e notare come si sentono. Prova a raccogliere i piccoli dettagli che altri potrebbero non notare perché, quando lo fai, sei un passo avanti. Le persone emettono segnali non verbali su base regolare e la maggior parte delle persone non presta attenzione a questi.

Abbi Passione

Cosa significa avere una passione per qualcosa? Devi avere un fuoco interiore per volerti connettere e capire le persone per potenziare la tua intelligenza emotiva. Senza quella spinta interiore, non sarà importante per te e la tua motivazione diminuirà. Coltiva la passione per le persone perché in questo modo puoi conoscere chi sono, cosa vogliono, di cosa hanno bisogno e i loro desideri.

Efficienza

Perdere tempo non serve a nulla. Impara a diventare efficiente e utilizzare bene il tempo che ti viene dato. Una gestione efficace del tempo è importante. L'intelligenza emotiva è indicativa di un buon leader. Essere efficienti significa che non devi fare cinque passi quando tre sarebbero sufficienti e non perderai tempo su questioni banali. Una gestione efficace del tempo significa che sai cosa devi fare e quando lo farai, seguendo il programma che hai sviluppato.

Mostra integrità

Una persona che ha integrità è qualcuno che è onesto con forti principi morali. Così come chi desidera aumentare la propria intelligenza emotiva, l'integrità è una qualità che devi coltivare. Quando tieni alle persone e vuoi conoscere il loro stato emotivo, è importante che tu sia affidabile e onesto. La morale a cui tieni dovrebbe riflettersi nel modo in cui ti comporti quotidianamente. Immagina qualcuno che ammiri. E' una persona integra? È probabile di sì.

L'influenza che hai sulle persone è uno strumento da non abusare. L'influenza non è qualcosa che dovrebbe essere usato per manipolare negativamente le persone o per scavalcare chi ti circonda. Espandi la tua influenza per apportare cambiamenti positivi al tuo ambiente, al tuo lavoro o alle tue relazioni. Sviluppa l'integrità che accompagna il tipo di influenza che dovresti perseguire. Notando ciò che ti motiva, sarai in grado di capire se stai usando il potere della persuasione per scopi buoni o cattivi.

Conclusioni

S enza alcuna presunzione, se hai letto attentamente il libro, ora dovresti avere una buona conoscenza di ciò che è l'intelligenza emotiva. Non dovresti sentirti un pesce fuor d'acqua quando le persone parlano dell'arte e della pratica di gestire correttamente i tuoi sentimenti al fine di prendere decisioni di qualità. L'approccio scrupoloso per fornire informazioni credibili prese nella stesura di questo libro garantisce che il livello di conoscenza dell'intelligenza emotiva sia notevolmente migliorato dopo averlo letto.

Il fatto che tu abbia letto un buon libro sull'intelligenza emotiva non si traduce nell'essere in grado di gestire bene le tue emozioni e quelle degli altri. È quando scegli di interiorizzare le idee che ti sono state trasmesse dalla lettura del libro che potrai avere l'effetto desiderato nella tua vita. Quindi, ti esorto a scrivere importanti suggerimenti per sviluppare l'EQ che hai imparato in questo libro e iniziare a praticarli.

Quando leggi un libro con contenuti di qualità come questo libro, le persone intorno a te devono essere in grado di avvertirne l'impatto. Dovrebbero notare i cambiamenti e chiederti cosa è successo al vecchio te. Lascia che l'impatto di ciò che hai imparato appaia nel tuo atteggiamento e comportamento. Quando ciò accade, sarai in grado di raccomandare il libro ad altri e anche loro vorranno leggerlo perché hanno visto come il libro ha influenzato la tua vita.

Ci sono ancora molte opportunità per migliorare la qualità della tua vita come persona migliorando la tua intelligenza emotiva. Non smettere mai di voler migliorare. Quelli che smettono non riusciranno mai a concludere qualcosa di tangibile nella vita. Guarda sempre il quadro generale e adotta un approccio positivo alla vita. Una mentalità positiva ti stimolerà sempre a cercare mezzi per migliorare. I tuoi giorni migliori sono davanti a te. Rimani positivo e continua a crescere.

"Qualunque cosa ti capiti nella vita, tu solo hai la facoltà di decidere come reagire.

Se ti abitui a cercare in ogni situazione il lato positivo, la qualità della tua vita sarà più elevata e più ricca.

Questa è una delle leggi più importanti della natura."

Robin Sharma

CPSIA information can be obtained
at www.ICGtesting.com
Printed in the USA
BVHW081934250521
608097BV00001B/366